歯医者に聞きたい
小児歯科の大切さ

著：田中晃伸・吉田昊哲
　　早川　龍・吉田章太

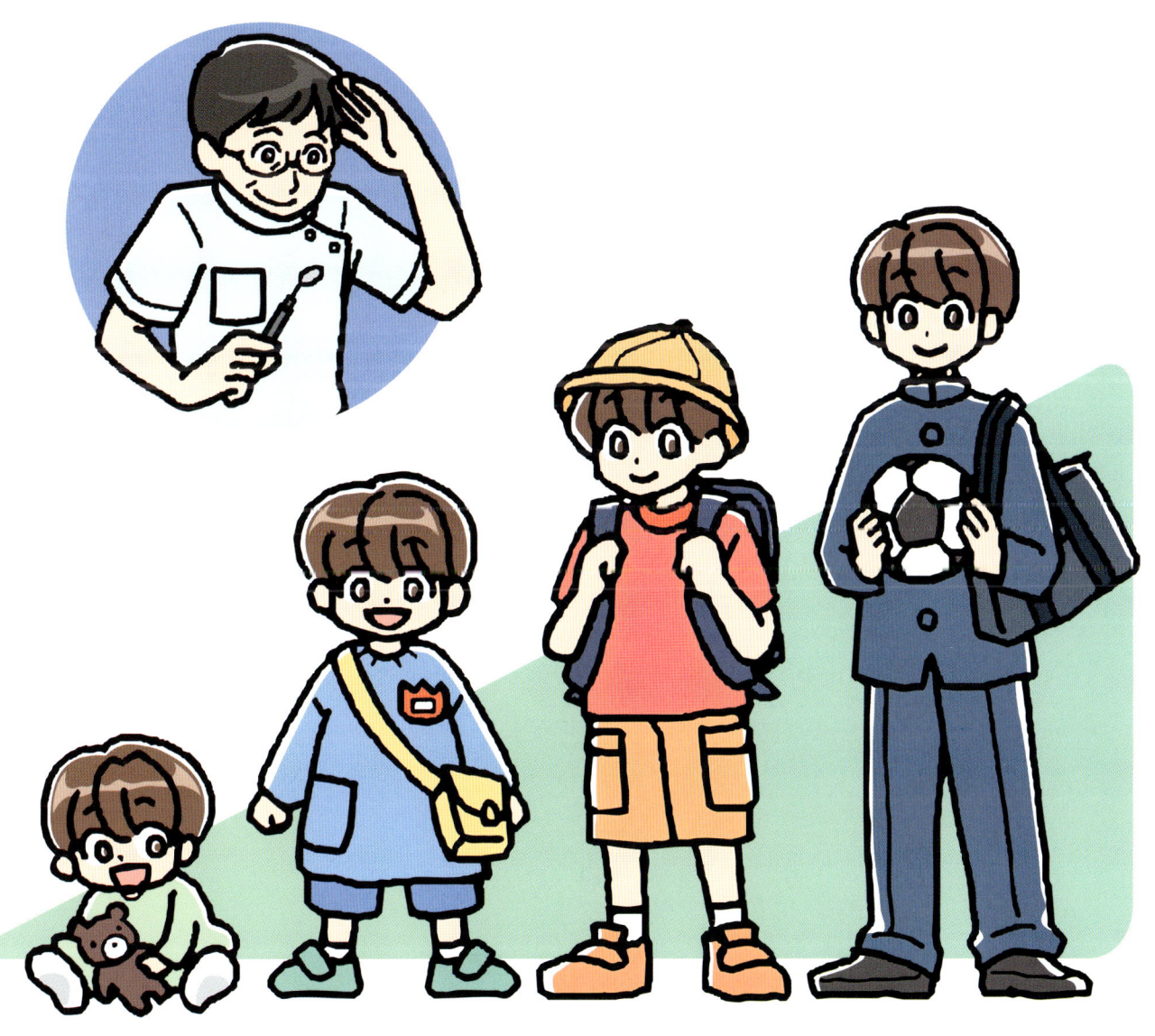

一般財団法人　口腔保健協会

目 次

| 序 | 小児歯科とは | 4 |

第1章 小児歯科はなぜ大切か！ 6
 1. 妊娠中から小児歯科は始まっている … 6
 2. 母乳育児の大切さ ……………… 8

第2章 小児のむし歯の特徴 10
 1. 乳歯と永久歯の違い……………… 10
 2. 乳歯のむし歯を放置すると……… 12

第3章 哺乳瓶や指しゃぶりの功罪 14
 1. 哺乳瓶う蝕（むし歯）…………… 14
 2. 指しゃぶり ……………………… 15

第4章 小児のむし歯予防 16
 1. 生活習慣の大切さ ……………… 16
 2. 歯科医院での予防 ……………… 18

第5章 成長に応じた歯磨き 20

第6章 乳歯から永久歯へ 26

第7章 小児患者の接し方 28
 1. 小児とのコミュニケーション …… 28
 2. 治療が終わったら ……………… 29

第8章 小児歯科診療 30
 1. 乳歯のレジン修復 ……………… 30
 2. 乳歯冠修復 ……………………… 31

第9章 歯並びを良くするために 32
 1. 成人矯正との違いは？ ………… 32
 2. 小児期だからやるべき治療……… 33
 3. 小児の矯正装置 ………………… 36

第10章 小児の口の中の怪我への対応 38

第11章 定期的受診の大切さ 40

第12章 障がい児への対応 41

第13章 Q&A 42
  Q1　歯の本数が足りない!?
  Q2　なぜ乳歯が抜けていないのに永久歯が!?
  Q3　舌が短いっていわれたけれど大丈夫!?
  Q4　生えかわり方の順序は決まっているの？
  Q5　おしゃぶりは必要？
  Q6　矯正（咬合誘導）の期間と、費用は!?

第14章 小児歯科専門医に関して 45

あとがき 46

序　小児歯科とは

　生まれて間もない赤ちゃんが大人になるまで、お口は大変重要な役目を担っています。口には栄養を摂るという役目は当然ながら、呼吸や発音、さらには顎や頭の発達に欠かせない役目もあります。子どものときにお口の中に問題があると、大人になってからも大きな影響がでます。そういう大切な時期に健康な成長を支援するのが小児歯科医です。

　小児歯科の特殊性は色々ありますが、一般歯科との一番大きな違いは、子どもの歯は成長発育によって口の中が変化するということです。

　生まれたばかりの赤ちゃんには歯がなく、哺乳に適した構造をしています。成長とともに乳歯が生え、2歳半頃に上下で20本の乳歯列が完成し、十分な咀嚼機能が可能となります。また、歯の大きさや形も大人と子どもではまったく違います。

　乳歯の大きな役目のひとつは、永久歯が生えるための空間を維持し、その準備をしていることですが、乳歯がう蝕（以下：むし歯）になって早期に喪失してしまった場合、当然、その後に生えてくる永久歯に大きな影響を与え、咬み合わせや審美的にも影響を

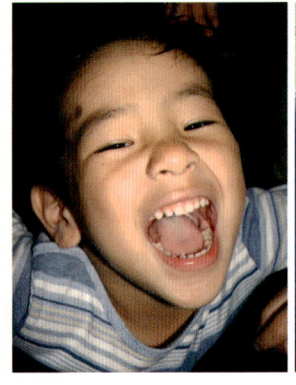
健康な子どもの笑顔

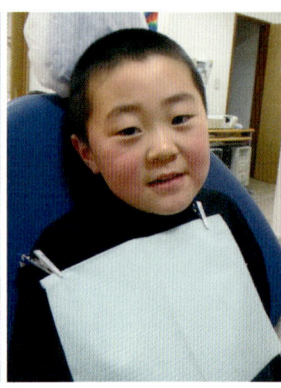
定期検診でむし歯が
無くて一安心

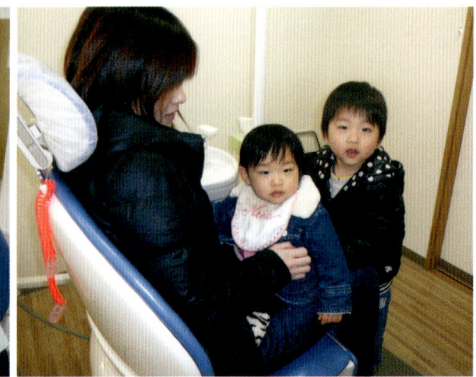
おにいちゃんと一緒に

与えます。ですから、この時期に適切な歯の管理を行うことは、とても重要なのです。

　また、子どもは大人と違い歯の痛みや口の中の異常を、うまく表現することができません。診断上のコミュニュケーションだけではなく、実際の治療の場面においても、大人とは違う対応が必要となります。

　ただ単に治療することではなく、子どもに不快感を与えないようにするためには、子どもの表情を読み取り、その子どもの成長過程に応じた対応や環境作りが重要であるということです。

　さらには、小児歯科は子どもを取り巻く社会的環境（家族構成や地域性など）によっても大きな影響を受ける医療と言われています。

　これらすべてを考慮しながら単にむし歯の治療だけではなく、お口を通して成育を支援することを目的とするのが小児歯科であり、専門的な知識と経験が要求される分野であります。

　本書をご一読下さい。小児歯科の大切さと保護者がどういう立場で診療にかかわっていくのか、そして歯科医師とのコミュニュケーションの中で互いに信頼関係が結ばれることでより良い診療ができることをご理解いただけることでしょう。

子ども達と共に健康を！

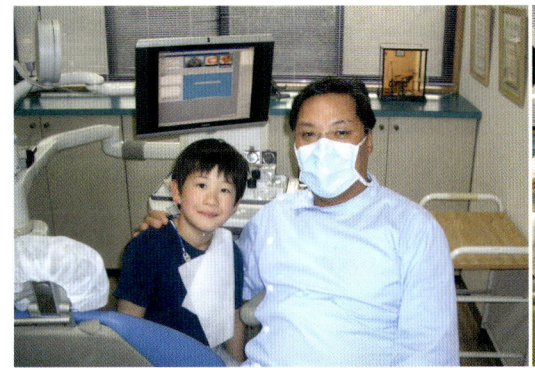
小学1年生当時の患者

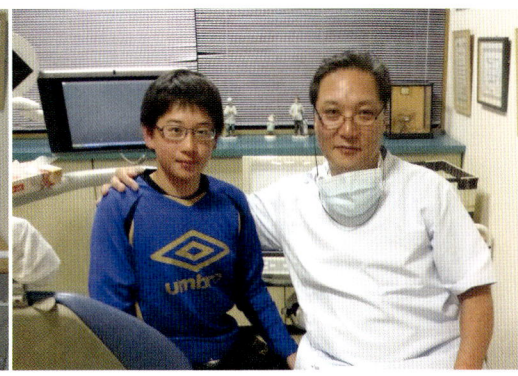
たくましく育った6年後

第1章 小児歯科はなぜ大切か！

1. 妊娠中から小児歯科は始まっている

1 妊娠中の子どもの歯

　子どもの歯は、妊娠の初期（妊娠7週から歯胚形成）からすでにつくられ始めています。
　妊娠中期頃より石灰化（カルシウムなどが沈着し硬い歯をつくる準備）が始まり歯の形や大きさが決定されますが、お母さん自身が健康であればおなかの赤ちゃんも健康であるということです。出来る限りバランスよく、規則正しい食生活をこころがけましょう。

2 妊娠中の歯科治療

　妊娠中の歯科治療に関しては、X線撮影の胎児への影響が気になるところでしょう。
　しかし歯科用X線の撮影範囲は頭部に限局されており、方向性も腹部方向はほとんどありません。さらに防護服でしっかりと防護しますので、胎児への影響を心配する必要はありません。また最近では、より照射量の少ないデジタルX線の機械も普及してきています。

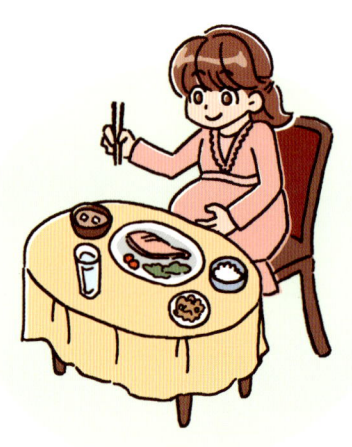

3 妊娠中のむし歯予防

妊娠すると食べ物の嗜好や生活のリズムが変わり、またつわりの時期には歯ブラシを使用するのが辛くなり、お口のお手入れを怠ってしまいがちです。さらには女性ホルモンのバランスがくずれることにより、歯周炎になりやすく、妊娠性エプーリス（歯茎に限局した歯肉腫）といった腫瘍（良性）も発現することがあります（図1-1）。

こうした妊娠中のお口のトラブルを防ぐためには、こまめなブラッシングによる予防が重要です。小さめの歯ブラシを使用することも、つわりの時期には有効な方法です。また、歯科医院での専門家によるクリーニング（PMTC）*1なども重要なケアのひとつです。

お母さん自身がお口のケアをする習慣は、子ども達にも引き継がれます。

妊娠したことですでに小児歯科は始まっている、ということを知っておいて下さい。

*1　PMTCとは（Professional Mechanical Tooth Cleaning：専門機材を使い歯科医師または歯科衛生士が、歯の表面の汚れを清掃し研磨をするテクニックです）

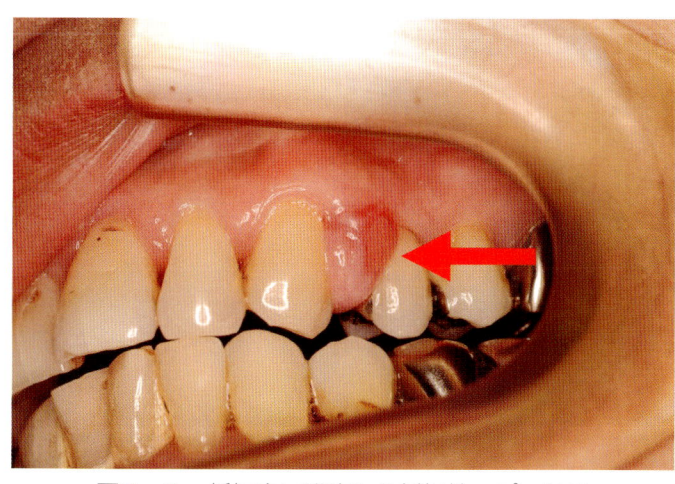

図1-1　妊娠中に発症した妊娠性エプーリス

歯（犬歯）と歯（小臼歯）の間の歯肉に異常な盛り上がりが見える

2. 母乳育児の大切さ

　母乳は赤ちゃんにとって最高の栄養食です。これは栄養素成分量のみの問題ではなく、吸収率からみても母乳は大変優れています。牛乳では鉄分やCa（カルシウム）の吸収率が10％程度であるのに対し、母乳では50％と極めて高い吸収率になっています。これは、母乳に各成分の吸収を高める物質が含まれているからです。

　また、母乳には優れた免疫物質も豊富に含まれており、細菌やウイルスなどが赤ちゃんの血中に侵入するのを防ぐ働きもしています。

　さらに母乳による育児は、母子関係におけるスキンシップといった情緒面の安定や、赤ちゃんの体調変化を肌で感じることにおいても大変に役だつばかりではなく、赤ちゃんがおっぱいを吸うことで母体は子宮の収縮を早めるホルモンを出し、産後の肥立ちをよくします。

　味覚という点においては、母乳は母親が食べた食物の味や匂いが反映されます。赤ちゃんは母乳を通し色々な風味を体験していることが、後の固形物食の嗜好に影響します。母乳育児は、後の児童期における偏食傾向にまで影響を与えているとも言われています。

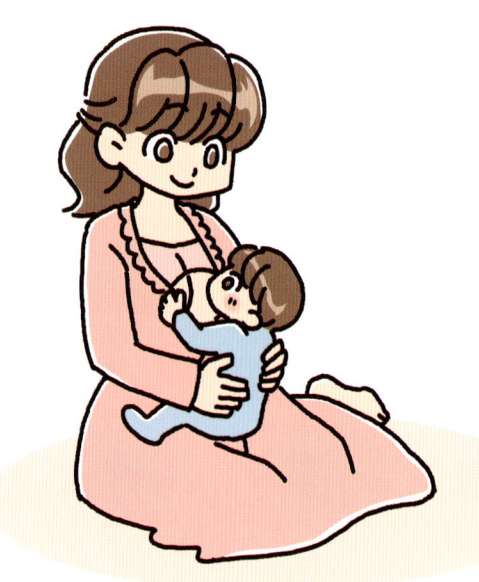

このように母乳育児は赤ちゃんの心身の発育に欠かせない行為であり、厚生労働省はおおよそ6カ月までは母乳で育てることを推奨しています。

　しかし一方では、生後1年以降の母乳継続児においてはむし歯の発生の頻度が高まるとも言われています。母乳のみの時期ではほとんど問題はありませんが、離乳食や市販のお菓子・飲料などを与えるとむし歯の細菌活動が活発になり、母乳であっても、その細菌への栄養となってしまうからです。

　そのため、授乳をやめる時期が歯の健康にとっては重要になってきます。むろん母子関係により個人差がありますが、無理のない離乳により1歳6カ月を目途に卒乳するように心がけましょう。

　さらにむし歯の活性時間帯が就寝時であることからも、少なくとも1歳以降は就寝時の授乳習慣は控えるべきでしょう。

母乳育児の良い点
* 吸収率（消化）が高い。
* 免疫物質が含まれている。
* 母子ともに情緒面の安定。
* 児童期の偏食傾向が少ない。

母乳育児の注意点
* 寝かしつける手段として習慣化をしない。
* 1歳6カ月頃までの卒乳に努力する。

第2章 小児のむし歯の特徴

1. 乳歯と永久歯の違い

　乳歯と永久歯は大きさや形も違いますが、解剖学的にみると、乳歯は歯冠を構成するエナメル質や象牙質の厚みが薄く、また硬さに関しても軟らかく、むし歯の原因である酸に対する抵抗性も低いと言われています。そのため、むし歯になった場合に神経に到達するまでの進行が早いのが特徴です。

　また痛みに関しては、乳歯の場合はむし歯が深い状態であっても永久歯の場合のように痛がることはあまりありません。これも永久歯との大きな違いのひとつであり、気が付くと深刻な状態になっており、取り返しのつかない影響を将来に残すことにもなりかねません。

　さらに大きな違いのひとつとして、乳歯の歯根は永久歯の萌出に合わせて、少しずつ歯根の吸収が起こります。これは永久歯に生えかわるまで続きます。また乳臼歯の歯根は直下の後継永久歯を包み込む様な形であるため、むし歯によって歯髄炎（歯の神経の炎症）を起こしてしまった場合、その治療は困難ですし、後継永久歯にも影響を与えます（図2-1）。

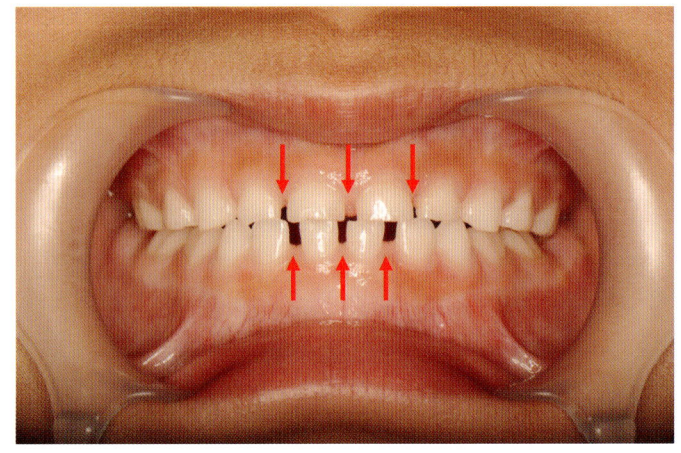

図2-1　交換期前の乳前歯にみられる正常なスペース（矢印）

「乳歯はやがて抜け落ちるから！」と言って、乳歯のむし歯を放置してはいけません。

図2-2は乳歯から永久歯に生えかわろうとしている状態ですが、あきらかに大きさの違いがわかると思います。

このように2歳6ヵ月頃には乳歯が生え揃い、6歳頃に前歯から永久歯に交換し始めますが、その永久歯の大きさを迎えるように顎も大きくなります。そのため顎の発育においては、徐々に前歯にスペースができるのが正常です（図2-1）。

《乳歯の特徴》
1. 6～9カ月頃から生え始めおおよそ2歳6ヵ月までに生える
2. 全部で20本
3. 永久歯に比較して軟らかく、酸に対する抵抗性も低い
4. むし歯の進行が早い
5. 永久歯が生えてくることにより、乳歯の歯根が吸収を始める
6. 6歳頃より乳前歯が抜け始め10～11歳頃に乳臼歯が抜けて永久歯に生えかわる

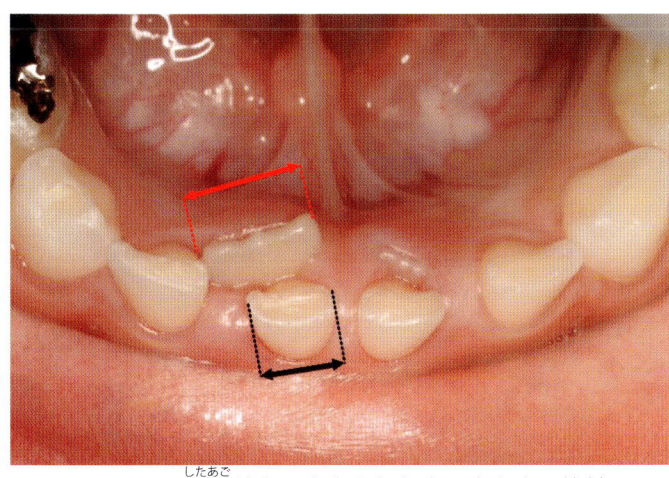

下顎前歯の乳歯と永久歯の大きさの比較（前方が乳歯、後方が永久歯）

図2-2　下顎前歯の乳歯と永久歯の大きさの比較

2. 乳歯のむし歯を放置すると

　乳歯のむし歯を放置すると、単なる急性的な苦痛の問題だけではなく、食べることにも影響がでることは容易に想像できると思います。

　その急性期を過ぎ慢性期に移行すると、極端な痛みはなくなるかもしれませんが、すでに病巣はその歯根にまで及んでいます。この状態が長く続くと乳歯歯根の周囲組織に炎症が広がり、また再度急激な炎症を引き起こし痛みや腫れといった原因となります。乳歯と永久歯の位置関係として、乳歯の歯根の直下には永久歯が生える準備をしていますが、炎症が周囲の組織を破壊するとその永久歯の歯冠にも悪影響を与えます。歯冠エナメル質の石灰化が低くなり一部が欠損したり変色します。これは歯の表面が脆くなってしまっている状態です（図2-3）。

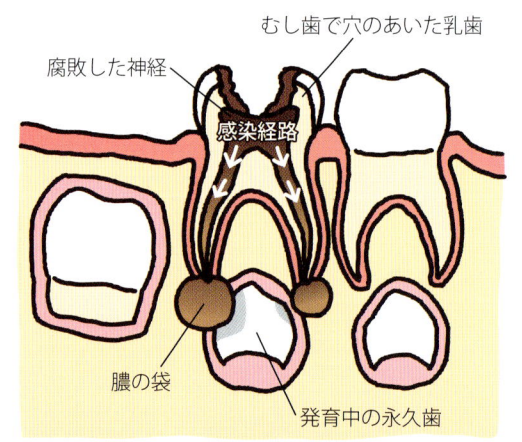

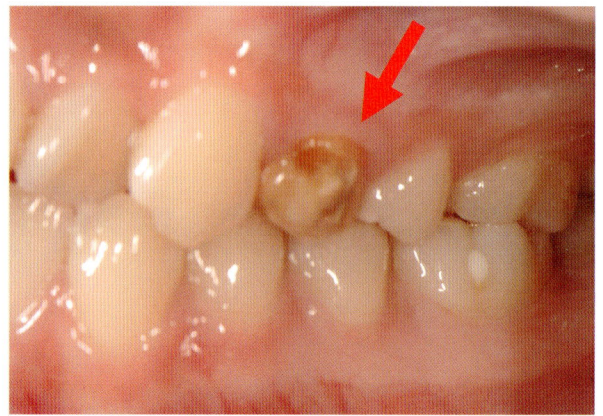

図2-3　乳歯の問題により、石灰化不全を起こした永久歯

また、むし歯のない乳歯の歯根はきれいに吸収しますが、むし歯によって神経が感染した歯根は、異常な吸収を起こし後継永久歯の位置異常や萌出時期の異常を招きます（図2-4）。

　さらに、むし歯の進行が早く本来の交換期より早期に抜歯に及んでしまった乳歯の場合は、後方からの歯の傾斜により永久歯の生えるためのスペースを確保できなくなってしまい、不正咬合の原因となることがあります（図2-5）。

　このように、乳歯のむし歯は永久歯にも大きな影響を及ぼすため、乳歯の時期からむし歯予防が重要となるのです。

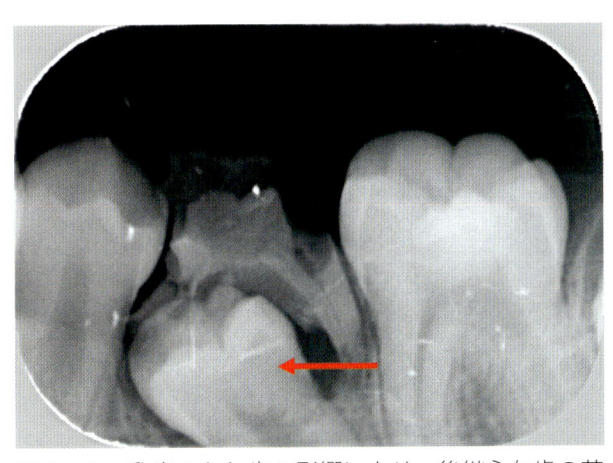

第二乳臼歯のむし歯の影響により、直下の第二小臼歯（←）が傾き異常な方向に生えようとしている状態

図2-4　乳歯のむし歯の影響により、後継永久歯の萌出阻害が起こってしまった症例

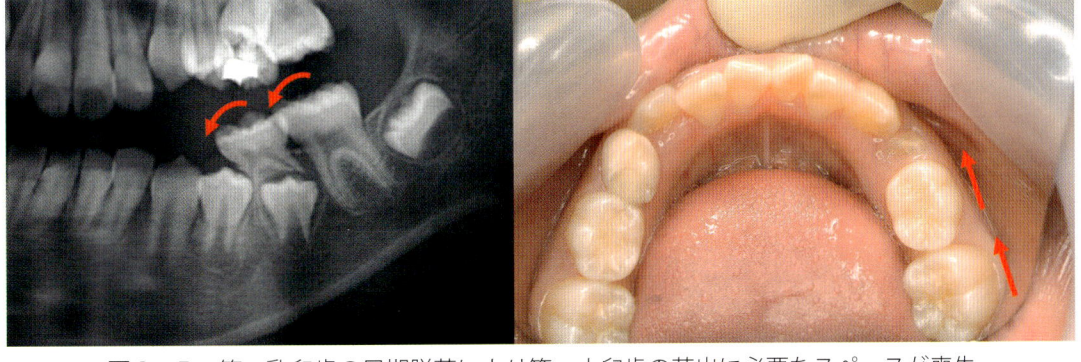

図2-5　第一乳臼歯の早期脱落により第一小臼歯の萌出に必要なスペースが喪失

第一乳臼歯が早期に脱落したことによって、後方の永久歯が傾斜を起こし、第一小臼歯が生えるのに必要なスペースが無くなってしまった

第3章 哺乳瓶や指しゃぶりの功罪

1．哺乳瓶う蝕（むし歯）

　赤ちゃんの成育という観点から考えた場合は、母乳育児が最も推奨されます。しかし、現実には母体の体質や社会的背景によって、人工乳による育児を選択せざるを得ないこともあると思います。

　その場合は哺乳瓶を使用することになると思いますが、授乳についての基本的な考え方は、母乳育児の場合と同様です。ただし、注意を要する点もあります。それは、母親自身の乳房で授乳を行うよりも哺乳瓶のほうが比較的容易なために、哺乳が就寝の儀式として長期化しやすいという点であり、さらには他の飲料を早期から与えやすくなってしまうということです。これは、乳歯むし歯の誘発要因となり、このようなむし歯は「哺乳瓶う蝕」と呼ばれています（図3-1）。

　むし歯の活性時間帯が就寝時であることから、就寝前には、母乳と同様に哺乳瓶を使用して甘味飲料を与えることを決してしないで下さい。

　また、熱発や病的脱水状態でないにもかかわらず、お風呂上がりに乳児・幼児に"健康系飲料"を哺乳瓶で与えるお母さんが見受けられますが、その必要はありません。健康系飲料は、基本的には甘味飲料ですし、お風呂程度で脱水状態になることはなく、それが習慣化することの方がはるかに大きな問題を引き起こすからです。

　むし歯の予防には、細菌の栄養になってしまう甘いものが、長時間お口の中にとどまらないようにすることが大切なのです。

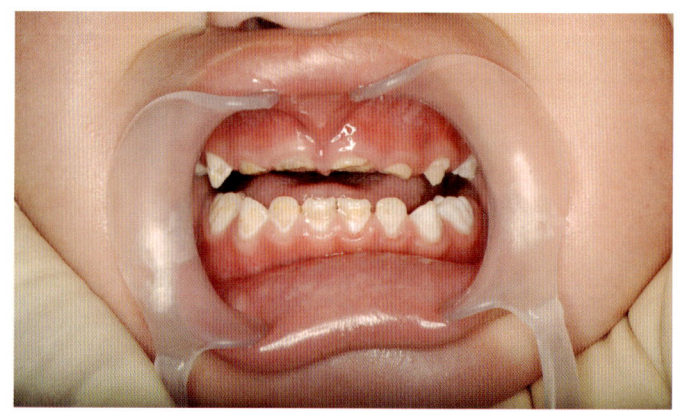

図3-1　就寝時に哺乳瓶を使用しながら健康系飲料を飲ませていたために、すべての歯がむし歯になってしまった1歳6カ月児

2. 指しゃぶり

　指しゃぶりは、人間の生理的な行動と言われています。赤ちゃんは生まれてすぐに栄養分である母乳を飲まなければなりません。そのために胎生期より指をしゃぶることによってその練習がはじまっていると言われています。

　ただ、この指しゃぶりがどの段階まで続くかというのが問題となります。一般的には一人立ちする頃には両手による協調運動が必要となり、さらに遊びを覚えることにより3〜5歳頃までに自然に消滅するのが一般的です。

　心理的な側面から見ると不安や緊張の解消として、指しゃぶりはある意味効果があるとされています。ただし、あまりにも過度かつ長期の指しゃぶりは、歯並びや咬み合わせ、口だけでの異常な呼吸、発音や顎の発達にも悪影響を与えることになってしまいます（図3-2）。

　では、どの段階でどのようにしてやめさせるかということになりますが、指しゃぶりの原因は個人差があり複雑ですので、一概に時期を特定することできません。ただ、5歳を過ぎても持続する場合は専門医と相談する必要があるでしょう。

　指しゃぶりから卒業するための手段として、生活のリズムを整え外での遊びを多くしたり、就寝時は寝付くまでのあいだ手を握ったり絵本を読んだりスキンシップを多くするとよいでしょう。

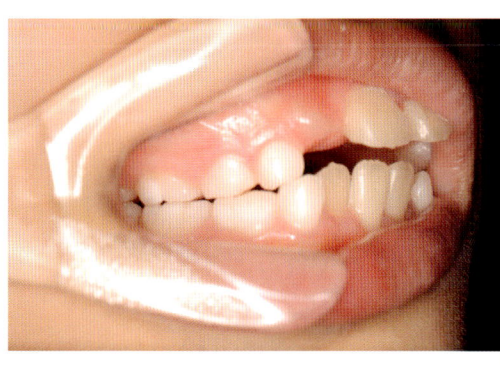

親指にタコができるほどの指しゃぶりを続けている小児

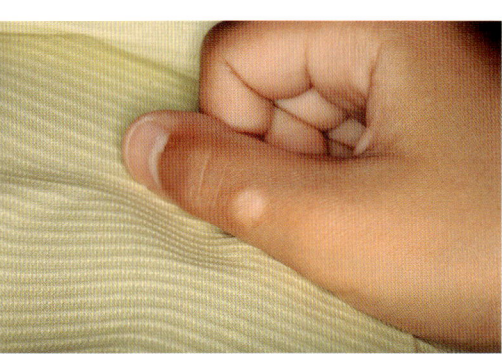

永久歯が前突・開咬になってしまった小児

図3-2　指しゃぶりの影響

第4章 小児のむし歯予防

1. 生活習慣の大切さ

　子どもは「よく食べ、よく遊び、よく寝る」この生活パターンがとても大切です。この「よく食べる」とは、3回の食事をしっかり食べるという意味であり、お菓子などをよく食べるという意味ではありません。

　子どもの生活は、早寝早起き、そして食の時間が決められ、他の時間に不要な飲食を避けることが大切です。体をよく動かしお腹を減らすこと、創意工夫で脳をしっかり使いながら遊ぶことも大切です。3回の食事の前にお腹が空いていること、そのような生活習慣ができている子どもは、生活の流れからむし歯になる引き金は非常に少ないと考えます。

1 好ましくない食べ物、間食

　元来間食とは、胃袋の小さい子どもが3回の食事では十分な栄養がとれないため、それを補うために食事と食事の間にとる食行動です。軽食であるべきもので、決して甘食ではありません。楽しむ目的では、柏餅やお月見団子のような行事食や旬の食材などを利用したお菓子などを親子で一緒に作ってみるのも良いでしょう。

　夏になると特にアイスや氷菓子、ジュース類が多くなるご家庭もあるかと思います。歯磨きの項目で小児の発達について触れますが、3歳前の自我が形成される前には、特に氷菓子やジュースなどは与えたくない食品です。これらの食品は凍らせる、冷たくすることで甘みの感じが少なくなるため、実は多量の糖質を含んでいることもぜひ知って頂きたいと思います。また多量の糖質は、むし歯になりやすいばかりか、満腹中枢を刺激し食欲も落とします。さらに食べることによって体を冷やしてしまいます。子どもにとって無用の体温低下は、ぜひ避けて欲しいと思います。

2 食べ方とむし歯（う蝕活動性の時間相関図）

　人間は、何らかの食品を食べて数分が経過すると、お口の中が、歯が溶けても不思議ではないほどの酸度になります。しかし、食べ終わるとお口の中は唾液によってその酸度が薄められ、歯が溶け出さない環境に戻ります。子ども達がお菓子などの食品をだらだら食いした場合、お口の中の環境が長時間にわたり歯が溶け出してもおかしくない状態が続き、結果としてむし歯になってしまうわけです（図4-1）。

　この現象は食べ物ばかりではなく、牛乳やジュースなどをちょこちょこ飲んでも同じことが起こります。図4-1をご覧下さい。16個の飴玉を一度に食べると、30分後にお口がむし歯になりにくい元の環境に戻ります。ところが飴玉を4つずつ食べるとお口の中は80分、むし歯が発症する危険時間が持続します。

> **むし歯予防のポイント**
>
> **間食について**：食事の時間に空腹感がない時には、間食のとり方が間違っている場合が多いと考えます。糖質の少ないものであったとしても、食事の2時間前からは与えるのを避け、お茶や水程度にしておきましょう。1日に1回の楽しみとしても、毎日甘いジュースやお菓子を与えると、むし歯の原因となります。
>
> **お口のお掃除について**：食べたら磨くことが大切です。「食べたら」とは、甘いものに限らず何でも食べたら磨くという意味です。しかし、実際には難しいと思います。朝食後と夕食後の1日2回お口の中のお掃除を実行すると、1日のうち15時間以上はお口の中が清潔になっているはずです。またお口のお掃除は、歯磨きのみならず、フロスや糸ようじで歯と歯の間も清潔にしたいです。

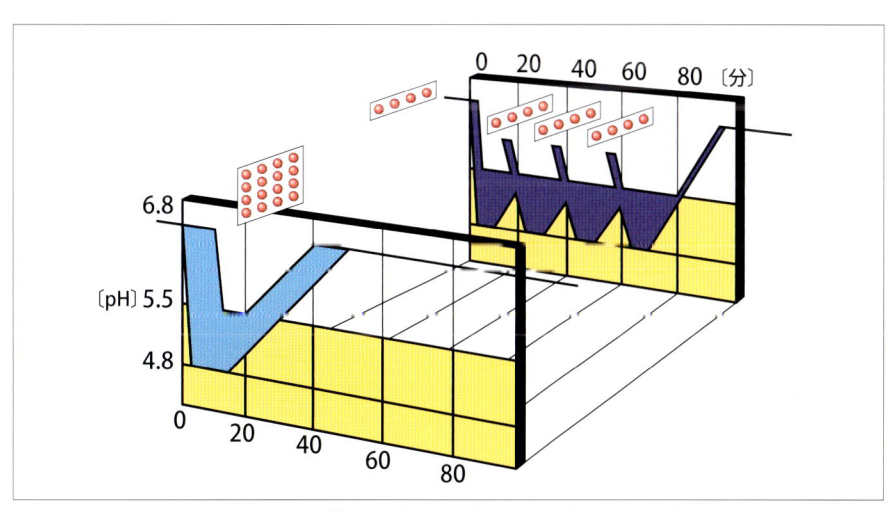

図4-1　お菓子を与えた後の口の中のpHの変化

　お口の中の酸度は、通常中性でPH約6.8です。このPHが5.5より低く酸性になると、歯が溶ける環境になります。一般的に人はものを食べると、3分後にPHが低くなり歯が溶けてもおかしくない状態になり、さらに時間が経つと唾液で酸度が薄まり、元の安全なPHに戻ります。歯は、PH5.5になるとすぐ溶けるのではなく、この時間が長時間続く、またこの状態が繰り返されることによりむし歯ができるわけです。だらだら食いやちょこちょこ食いは、量が少なくてもむし歯になりやすいということになります。最近では酸度の強い飲み物も多く見られます。ご注意を！

2. 歯科医院での予防

　元来むし歯予防は、家庭で行うものです。しかしながら歯科医院では、さらに行うむし歯予防もあります。歯科医院ではPMTC（P.7参照）という方法をよく用います。歯は傷がつくと汚れが付きやすくなってしまいます。このクリーニング方法は、傷をつけないように歯をきれいにし、さらに歯の表面を滑沢にして傷がつきにくくする方法です。

　歯科医院で行うむし歯予防には、歯にフッ化物（フッ素）を応用する方法があります。そのひとつにフッ素塗布という方法があります。よく私たちは診療の中で、生活者の皆さんにフッ素コーティングとかフッ素加工をお願いされることがあります。しかしフライパンや車の塗装と違い、歯にそのような加工を行うことはできません。フッ素塗布とは、特に生えたての歯にフッ素を定期的に塗布することにより、歯の表面の結晶を硬くし、むし歯になりにくくするという方法です。ただし、口の中が清潔になっていて初めてむし歯発症の抑制効果を発揮します。PMTCを行った後にフッ素塗布を行うと、より一層効果的となります。

　さらに、歯科医院で行うむし歯予防にはシーラントという方法があります。このシーラントとは、むし歯になりやすい奥歯などの溝を歯を削らずに一時的に歯科用の樹脂で埋め、形の上でむし歯になりにくくする方法のことです（図4-2）。

フッ素塗布やシーラントをより効果的に!!

　歯は、生えたばかりが軟らかく、乳歯で1年半、永久歯で約3年かけて、唾液の中のカルシウムなどの成分により表面が硬くなります（P.25参照）。その時期にフッ素を塗布することにより、歯をより強くすることができます。シーラントについても、その時期が予防効果を発揮しやすいと考えます。

　フッ素については、お口の中が清潔であれば約30％の予防効果が期待できるといわれています。

　フッ素塗布やシーラントを行った場合でも、やったからといって決してむし歯にならないわけではありません。それをすることにより安心して本来の予防を怠れば、本末転倒となります。

　また、シーラントはとれたり、はがれたりすることもありますので、かかりつけの小児歯科専門医への、定期的受診をおすすめいたします。

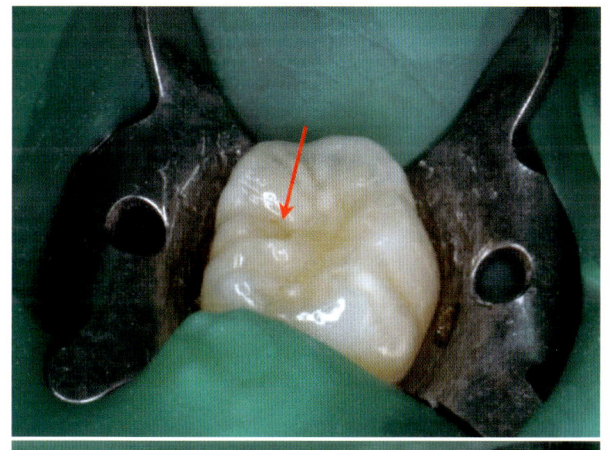

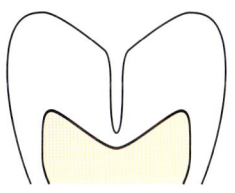

シーラント前：赤色の矢印部は溝が深くなっている。この溝は肉眼で深く見えるだけでなく、イラストのように毛細管のように深くなっている場合がある

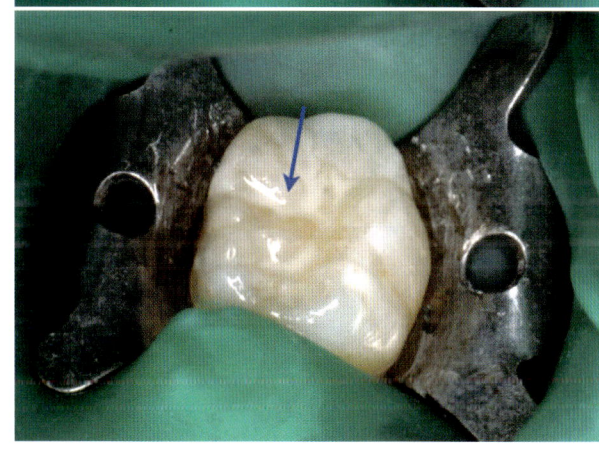

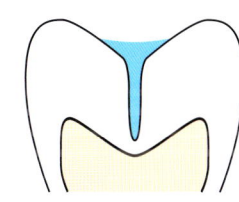

シーラント後：青色の矢印部は深い溝と周辺の溝を丁寧に清掃後、シーラントで覆った状態

図4-2 シーラント（溝の白い色部分）をする前（上）と後（下）

第5章 成長に応じた歯磨き

1 歯磨きとは

　大人にとって歯を磨くことは、磨き方はともかく、さほど困難なことではありません。しかし小さな子どもにとっては、なかなか難しいものです。歯磨きとは、ブラシの柄を手で持ち、そこから離れたところにある毛を自分から直接見えない口の中に入れます。さらに、手に持った柄の部分を正確に動かすことによって、ブラシの先が歯に付着した汚れを落とすという動作をしています。このような動きは、3歳を過ぎた頃から鏡を見ず、体幹感覚によって少しずつ出来るようになってきます。また、鏡を見て歯磨きが出来るようになるのは小学校の3年生ぐらいと考えるのが妥当でしょう。

　道具を手で持ち、目で見ながら使用すること、これを手と目の協調運動といいますが、鏡に映った姿は左右の動きが逆になります。このように鏡を見ての歯磨きはかなり高度な手と目の協調運動といえるでしょう。歯磨きは、これらの動作がしっかりできるようになり、そして自分のお口の形や状態が理解できて、初めて正確なものになってきます。

　このことを念頭に置いて、子どもの成長と歯磨き方法について説明したいと思います。

　子ども達はおおむね3歳から4歳になると、自分で「アーン」して下顎の奥歯の咬む面（図5-1）、また「イー」して外側の一部（図5-2）が磨けるようになります。

　上達すると歯ブラシを上向きにし、「アーン」して上顎の奥歯の咬む面も磨けるようになります。また歯ブラシが逆手で持てるようになると、「イー」して外側の利き手側（図5-3）が磨けるようになります。

　歯の裏側については認識できるようになるのは大変難しく、幼児期には裏側（図5-4）に歯ブラシが入っていても適切に裏の面にブラシを当てられません。これができるのは、早くても小学校の低学年ぐらいと考えたほうが良いと思います。

　歯磨きの難所である歯と歯の間は、デンタルフロス（図5-5）という特殊な糸でお掃除をします。市販の物で既に糸が道具に張ってあり、子ども達にとっても使いやすい物もあります。鏡が使えない子どもでは、まず大人がやってあげることが大切です。なぜなら子どもは大人にやってもらう歯と歯の間に糸が入った感覚を覚えます。そして自分でその感覚を真似することによって、できるようになっていくからです。

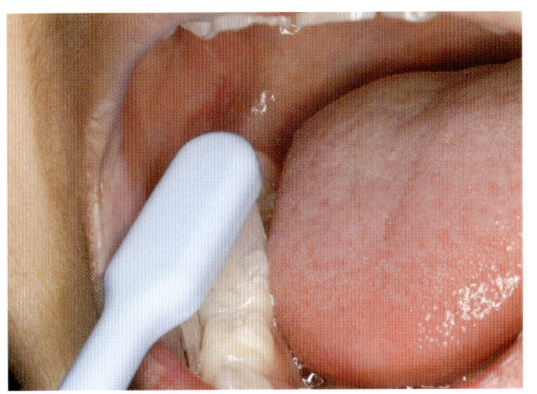

図5−1　奥歯の噛む面のブラッシング

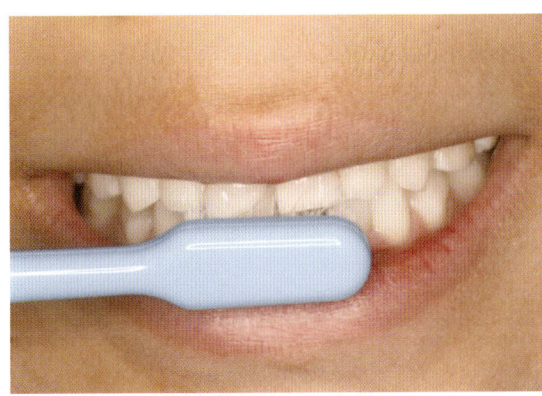 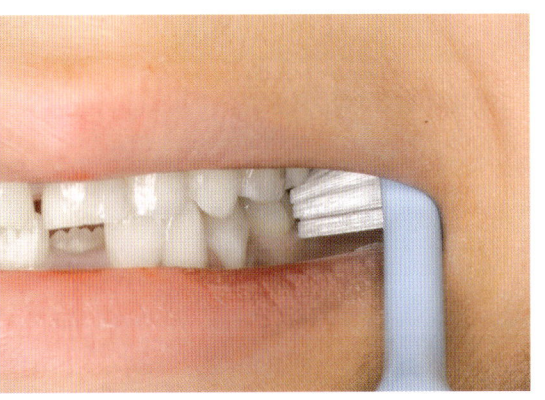

図5−2　外側の一部のブラッシング

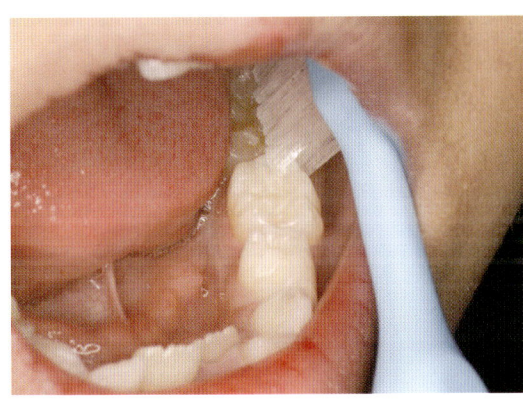 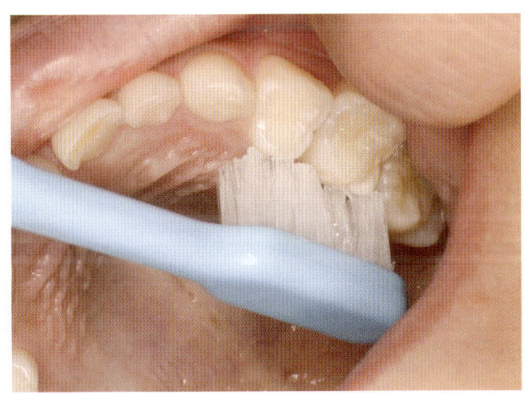

図5−3　外側のきき手側のブラッシング　　　図5−4　歯の裏側のブラッシング

〈フロスを始める前に…〉

①中指に巻いて下さい

②指と指との間は1cmで
　ピンと張って下さい

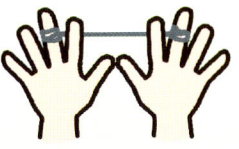

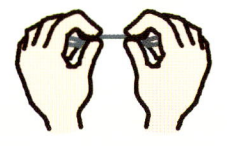

③頬の肉はしっかりめくって
　指を入れましょう

④歯と歯の間の位置やフロスの角度を正確に
　把握して下さい

図5−5　デンタルフロス

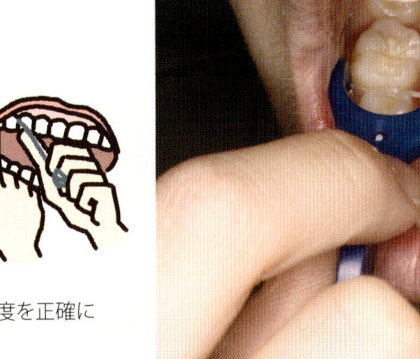

2　いつから歯磨き？

　歯磨きは一般に前歯が4本生えそろったら始めるといわれており、それ以前はガーゼによる前歯の拭き取りで十分とされています。それは、この時期にはまだ歯がひどく汚れるような食生活をしていないこと、また歯肉が軟かいため、歯ブラシで磨くと傷をつけてしまうからです。

3　仕上げ磨きについて

　子どもは3歳前後に第一反抗期を迎えます。この時期より前は自我の形成が乏しく、また意味を理解した会話の成立や、ものの良し悪しの判断はかなり難しい時期となります。つまりこの時期までは、仕上げ磨きの時に大暴れしてしまうのが普通なのです。仕上げ磨きの時にじっと口を開けている子どものほうが圧倒的に少ないはずです。この行動には、お口の周りをさわられることに対して嫌がる、という反応も手伝っています。

　「そんなに嫌がるのなら、歯磨きをしなくていいのでは？」とか「嫌がるのをやり続けたらかえって歯磨きを嫌いになるのでは？」と言われる方もおられます。では皆さん、2歳、3歳の克明な記憶がありますか。多くの方は克明な記憶をもっていないと思います。ですから嫌がるからやらないというのは理にかなわないと思います。

　たかが歯磨きと思われるかもしれませんが、前述のように手指の発達、手と目の協調運動、自我の形成等を考え合わせると、小学校低学年までは基本的には仕上げ磨きが必要と考えたほうが妥当でしょう。もちろん仕上げ磨きだけでなく子ども自身での歯磨きも、日常の生活習慣として、また無意識のうちの機能獲得訓練として、発達期の子どもにとっては、とても大切な行為です。

　まず仕上げ磨きの姿勢ですが、一番大切なのはお口の中が良く見えるようにすることです。お母さんのひざに子どもを寝かせます（図5-6）。上の歯が見えにくい時には下顎を少し持ち上げ、お母さんは上から覗き込むとよく見えます。また発達障がいをもったお子様など、大きくなった子どもの仕上げ磨きを行う時には、子ども扱いにならないように、まっすぐ座らせた状態で上を向かせ、後ろから抱え込むようにしてのぞく（図5-7）と比較的よく見えます。

　3歳前後ぐらいまでは、歯磨きを嫌がるのが一般的です。子どもがあばれたり大きな声を出した時に、お母さんが大きな声を出しても子どもは静かになりません。そのような時にも笑顔で、静かに声かけをしたり、お風呂で数えるように一から十まで数えてあげるのも一つの方法です。仕上げ磨きをする時には、心にゆとりを持って接してあげて下さい。

　次にお口の中ですが、歯は上下の顎にアーチ型に並んでいます。そのアーチに沿って歯の外側と内側の磨く面があります。上下左右の奥歯には咬む面が、またそれぞれ歯と歯の間にも清潔にして頂きたい面があります。

実際に仕上げ磨きをする際は、

1．外側を磨く（図5-8）
歯の外側を磨く時は歯ブラシを持った反対の手の指で唇を持ち上げ、歯ぐきとの境目までよく見えるようにします。前歯と奥歯を分けずに一番奥からアーチ型に前を通過し、さらに奥に進むよう磨くと、磨き残し無く磨けます。磨く時には力を入れすぎないように、歯と歯ぐきとの境目までブラシが当たるようにし、3本程度の歯を10回ずつ横磨きで磨きながら、アーチ型にブラシをずらしていきます。

2．内側を磨く（図5-9）
上の歯など、内側がよく見えないときには、下顎を上に押し上げた形で口を開いてもらうとしっかり見えるようになります。外側を磨くのと同様にアーチ型に磨いていきます。

3．咬み合わせの面（図5-10）
咬み合わせの面は奥歯上下、左右の4カ所にあります。ブラシがうまく当たっているか確かめながら、前後にブラシを動かし磨いて下さい。

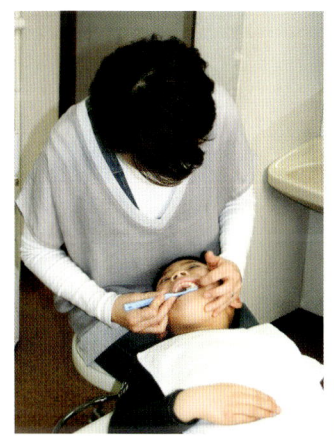
図5-6 仕上げ磨き①

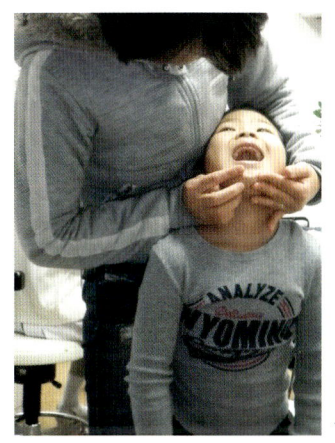
図5-7 仕上げ磨き②

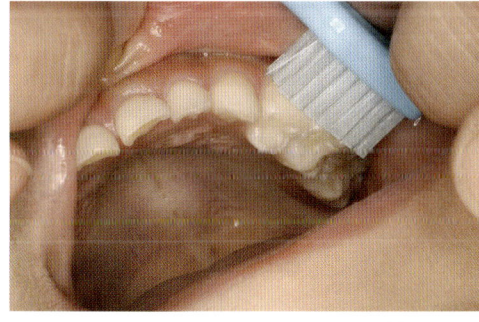
図5-8 外側磨き

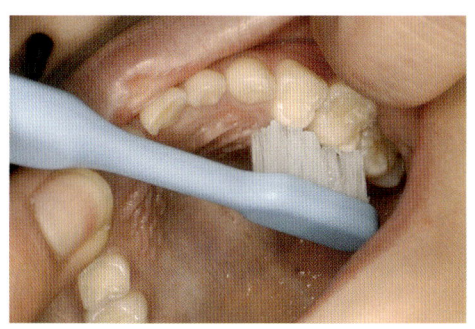
図5-9 内側磨き

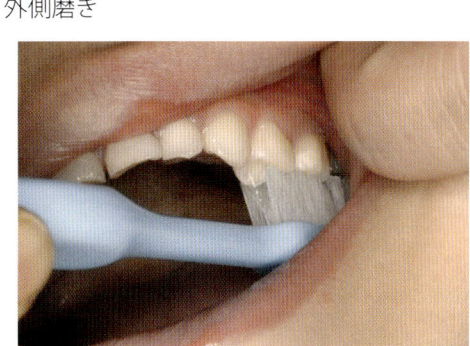
図5-10 咬み合わせ面磨き

4　6歳臼歯と歯の成熟

　子どもは6歳頃になると、乳歯の奥に第一大臼歯（6歳臼歯）という永久歯が加わります。生え始めは歯の山の一部しか見えないため、米粒位の大きさにしか見えません。歯が完全に生えるまでは手前の乳歯と段差があるため、前方から真直ぐ歯ブラシを入れてもブラシの毛先はこの歯に届きません（図5-11上）。そのため生え始めの6歳臼歯を磨く時には、頬の方からブラシを入れて、6歳臼歯だけにブラシが当たるように磨くときれいに汚れが落とせます（図5-11下）。

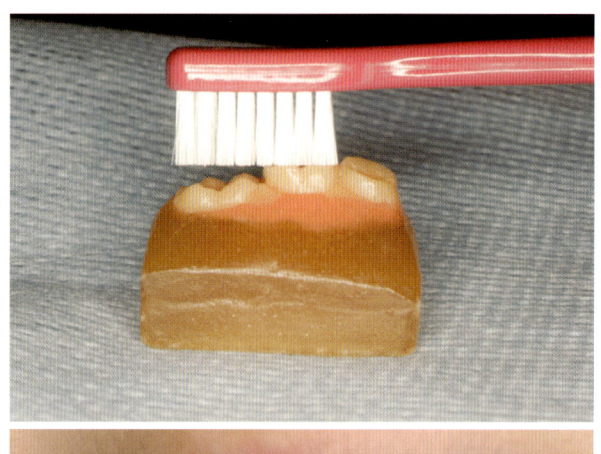

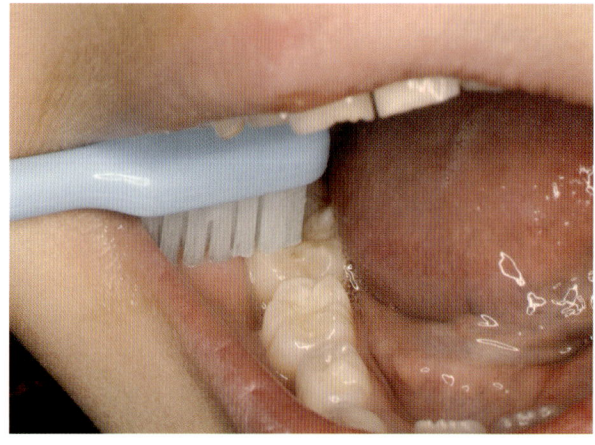

図5-11　6歳臼歯だけをきれいに磨く

生えたての歯の表面はエナメル質の結晶が軟かく、非常にむし歯になりやすい性質があります。歯は、唾液の中のカルシウムなどがを表面に吸着し、乳歯で１年半、永久歯で約３年かけて表面のエナメル質の結晶が硬くなります。つまりむし歯になりにくくなる、ということです。

　永久歯は、６歳頃から生え始め、12歳頃にすべての歯が永久歯となります。そこから歯が硬くなるまでの３年を考えると、一生の中でむし歯予防について一番大切な年齢は、６歳から15歳ということになります（個人差はあります）。歯磨き習慣は、小学校に入学してからでは遅いと言うことになります。むし歯にならないようにするには、正しい生活習慣を身につけることが大切です。歯磨きの習慣もぜひ早くから身につけて頂きたいと思います。

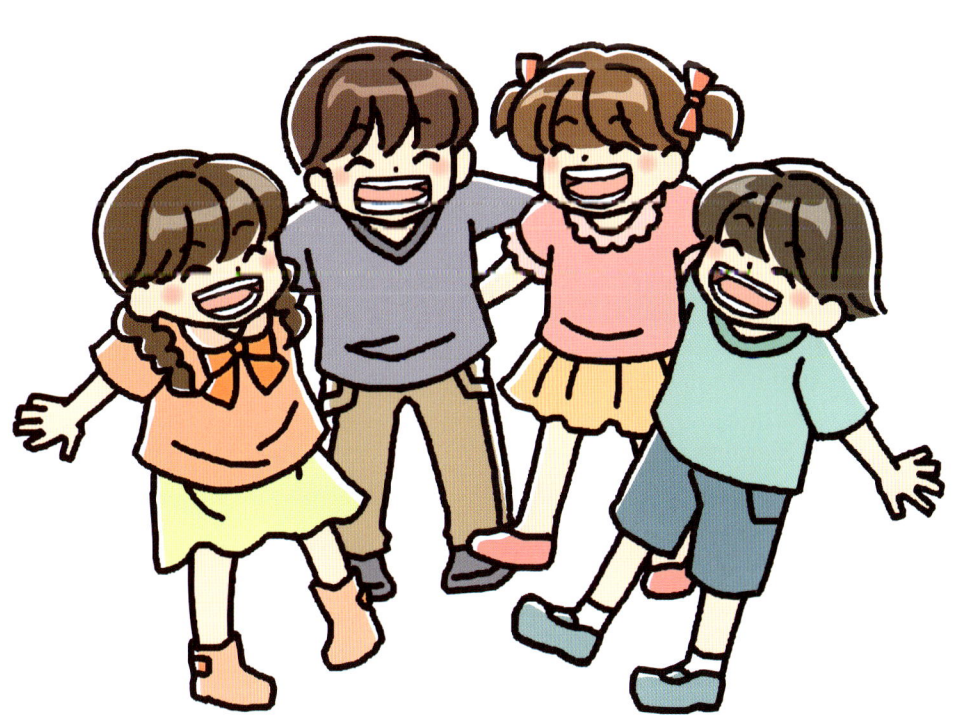

第6章 乳歯から永久歯へ

　歯の本数は、お口を上顎と下顎、左右の1/4に分割して考えると、乳歯は5本、永久歯は7本から（親知らずを含めると）8本になります。つまり永久歯は、乳歯より2から3本多いということになります。

1　乳歯が生えてくる順序

　乳歯は、生後6カ月前後で下の前歯より生え始めます。
　その順序は前から順にという人もいますが、上記のように顎を1/4に分割して考えると、前歯2本（AB）の後、1本とんで4番目の歯（D：第一乳臼歯）が先に出てくることも珍しくありません（図6-1）。通常、このような生え方の順序の違いにより歯並びに問題を起こすことは少ないと考えます。

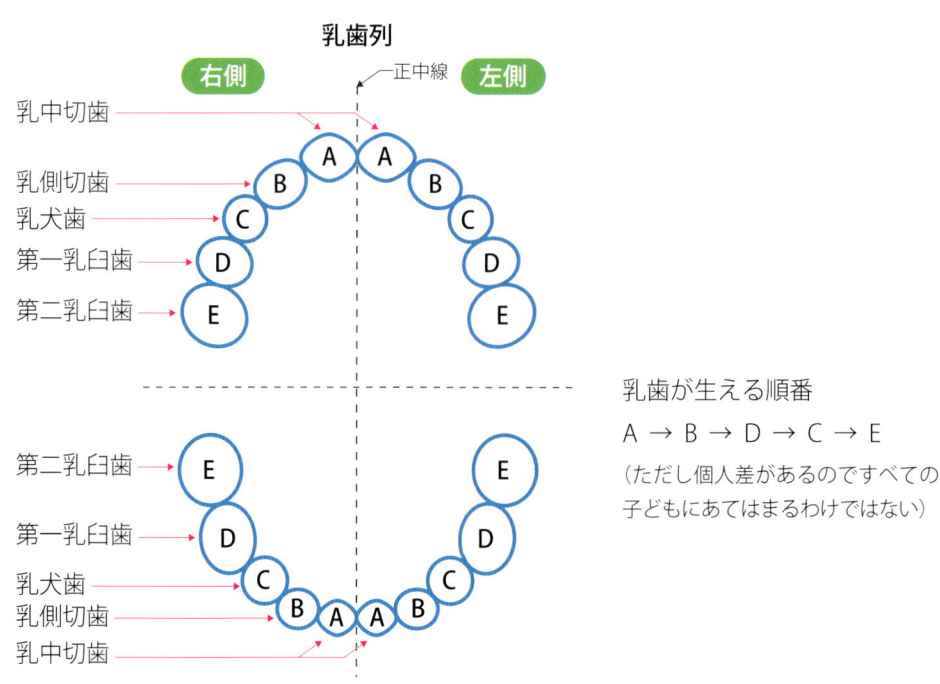

図6-1　乳歯列でみる乳歯の生える順番

2 永久歯が生えてくる順序

　永久歯には、乳歯が抜けて永久歯にかわるものと、今ある乳歯の後ろに新たに歯が加わるという生え方があります。

　お口の中に永久歯が出てくる時期は、6歳頃です。永久歯は、まず下顎の前歯の中心部が抜けかわり、ほぼ同じ時期に下顎の乳歯の後ろ、前から6番目に6歳臼歯（第一大臼歯）が生え加わります。

　一般的な生えかわりの順序は、前から後におこりますが、乳歯が生えるのと同様に3番目の犬歯については、4番目の第一小臼歯が先に生えかわるという、順番が逆になることもよく見られます（図6-2）。

　生えかわりの期間は、6歳ごろから始まり約6年間続きます。その時期ですが、下顎と上顎の前歯が4本ずつ生えかわると、生えかわりが2年ぐらい止まることがよくあります。

　最後の乳歯が生えかわるのは11歳から12歳頃ですが、その後には6歳臼歯のさらに後ろ、前から7番目に12歳臼歯（第二大臼歯）が生えてきます。

　このように生えかわりは、順序時期に個人差が見られ、歯並びについて心配される方も多いと思います。このような時期には定期的な小児歯科専門医への受診をお勧めいたします。

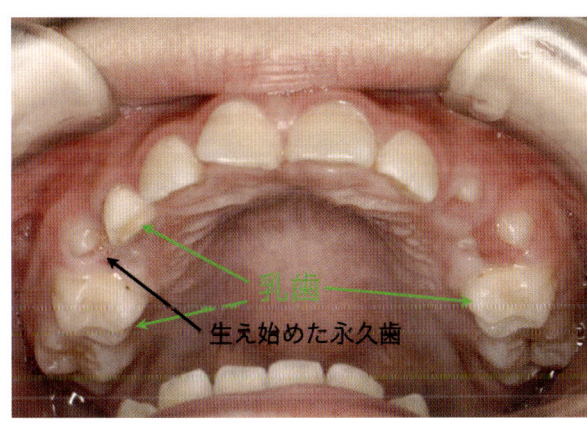

上顎（犬歯が小臼歯よりも後になることが多い）

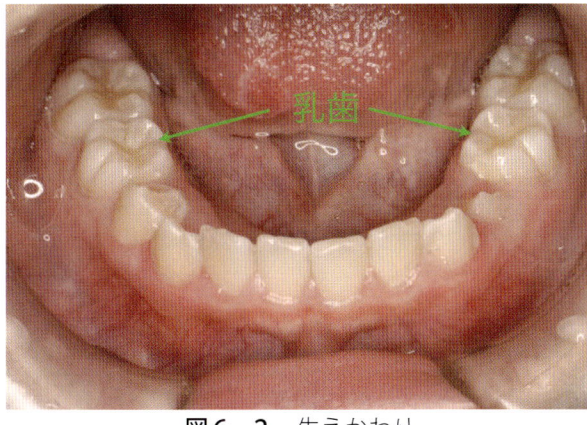

下顎（前から順に）

図6-2　生えかわり

第7章 小児患者の接し方

1. 小児とのコミュニケーション

1　歯科医やスタッフが心掛けている言葉掛け

　小児の歯科治療はメンタルな部分がほとんどです。治療内容自体、大人のそれとさほど違ったものではありません。

　しかし、子どもは未知なものへの恐怖心でいっぱいです。不幸にしてむし歯にしてしまった子どもに、これを乗り越え、治療をする事を納得してもらえるように、そして二度とこんな思いはさせないつもりで、言葉掛けをしてゆかなければなりません。

　同時にこれを不幸なこととは考えず、必要不可欠なことと考え、子どもが治療できたことへの達成感を感じて頂くことが重要であると考えます。こうした積み重ねが自分の身体への意識を生み出し、医療へのこころを会得してゆく機会になれば、あながちすべてにおいて不幸なこととはいえないと考えます。

　恐怖心と痛みの程度には個人差があります。治療環境によっても変化することを理解して下さい。周囲に同世代の患者さんがいらっしゃれば、比べて、そして励ます対象になりますが、逆に泣いているようであればそれも恐怖心につながってしまいます。

　また、痛みは最大の恐怖です。小児歯科医は極力痛くなく、怖くない治療を心掛けます。そして、年齢とお子さんの個性に応じた対応をしています。スタッフも愛情をもって連帯感を意識します。

　就学前の子どもたちでも通常は2～3回の治療を経験すると環境にも慣れ、恐怖心は徐々に薄れてゆくものです。

　双方の根気も大切です。興奮状態の中ではこちらの言葉掛けも、ほとんど耳には入りません。ゴリ押しをせずにいかに診療を早く終わらせるか、用意周到なスタッフとの連携が決め手です。そしていかに愛情をもって接するか？が、我々の腕の見せ所になります。

　保護者の不用意な言葉へも注意しましょう。

　「かわいそうね！痛いわよね！」などの同情の言葉は禁物です。親に導かれ、これを乗り超えなければならないのは子ども自身です。たとえどんなにかわいそうに思われたとしても、だれも代わってあげることはできません。

また、お母さんの術者への不信感は子どもへも伝わります。不安な材料はたくさんあることとは思いますが、納得し、先生に任せる心構えも必要です。これもお互いの努力次第です。

2. 治療が終わったら

1 治療ができたことへの褒め言葉

どんなに泣き叫んだ治療でも、スタッフはこれを克服できたことへの賛辞を忘れません。

お母さんも泣いたことへの非難ではなく、褒めてあげて下さい。まさに「褒めて育てる」です。子どもは次回の再度の挑戦を意識するはずです。

2 治療後のご褒美

どちらの歯科医院でも、子どもが治療を終えることができた賞賛と次回への激励にご褒美が用意されていることと思います（図7-1）。

毎回、治療の後にご褒美をもらえることは、子どもにとってどんなに励みになることでしょう。

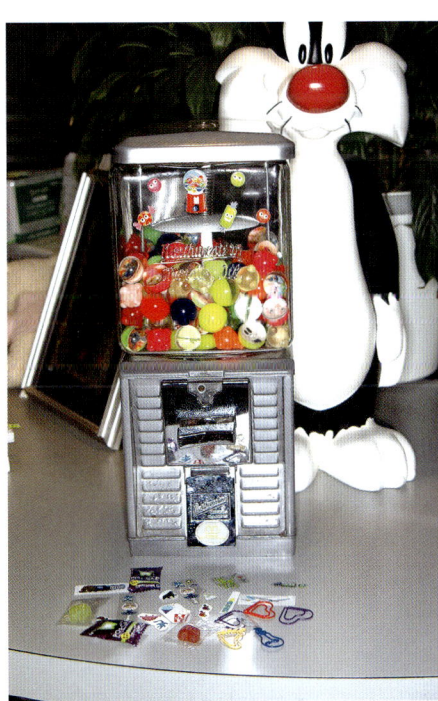

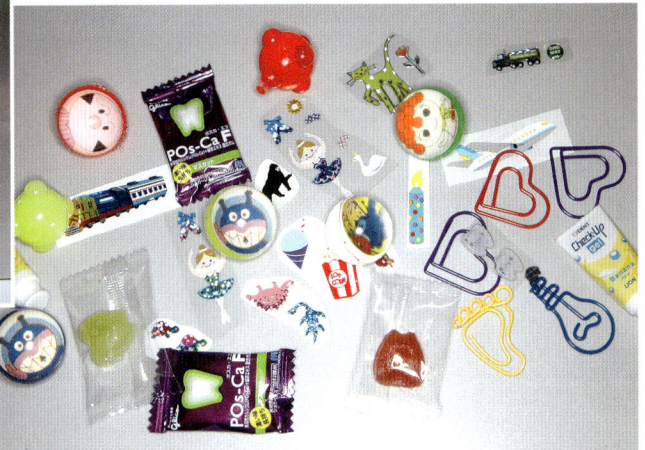

◀ ガチャマシーン（ガチャガチャ）、スーパーボールの数々、その他キシリトール入りのグミやポスカム、シール等などが入っている

図7-1 ご褒美アイテム

駄菓子問屋から購入している、▶
ノベルティーの数々

第8章 小児歯科治療

1. 乳歯のレジン修復

1 前歯と臼歯への処置

　現在の歯科治療はM.I.（ミニマルインターベンション）、すなわち「最小限の侵襲」を心掛けることが基本になっています。歯科材料の急速な進歩に裏付けられ、歯を大きく削ることがないように、また詰めるものも接着材料が強固で脱落なく、身体にも親和性のある材料が使われます（図8-1）。

　むろん、脱メタル、金属が嫌われる時代です。子どもにとっても審美治療は当たり前、お歯黒のようになるむし歯進行抑制剤塗布が拒否されるのは当たり前な時代です。欠損部分が少ないようであれば、歯と同色のレジン材料による修復が主体です。

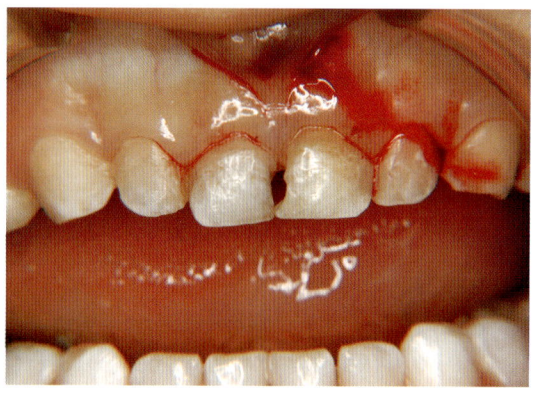

①本症例は前歯の真ん中に大きなむし歯があり、つめる処置では修復できない。まずは、麻酔の注射をして無痛で処置を行う

②むし歯の範囲が大きいため歯と同色のプラスチックですべてを覆っている

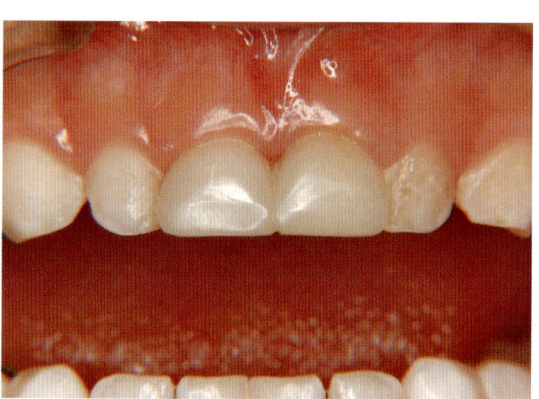

図8-1　乳歯前歯部（上顎乳中切歯）のCR（コンポジットレジン）ジャケット冠　①術前②術後

2. 乳歯冠修復

　むし歯で歯の崩壊が大きく、歯髄（神経）の処置が必要なようであれば、その修復は乳歯既成金属冠（通称、乳歯冠）を使うのが基本です。

　金属をかぶせるこの修復を時代遅れなように考えてしまいますが、噛む面はむろんのこと、歯の形態がすべて精密に付与されている乳歯冠の応用は、現在でも小児歯科には必要不可欠な修復法です（図8-2）。

　近頃では、むし歯で歯を大きく崩して来院する患者さんが減り、この修復を応用する機会は少なくなりました。しかし、金属色で審美的にはマイナスのイメージがあり欠点も多いものの、歯を削る量が少なく治療回数が1回ですむ、操作が比較的容易である、などの特長は捨てがたく、いまだこれに代わる方法は見当りません。

　この修復法が少しでも治療時間の短縮につながるのであれば、その審美的な欠点をかなりの部分で補うことができるものと考えます。

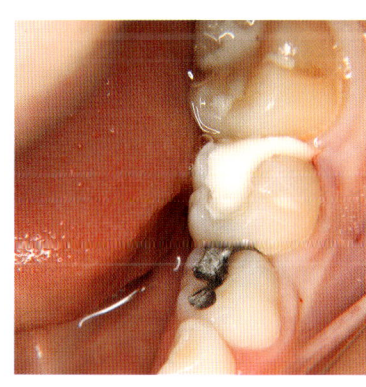
◀①術前：1回の治療で金属冠をかぶせる。すでに歯髄（神経）の処置は終わっている

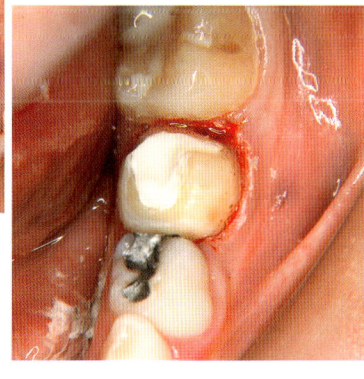
◀②支台形成：金属冠をかぶせるために歯の全周を削る

③術後：既製の金属冠を▶
　選択しセメントで合着
　して処置を完了する

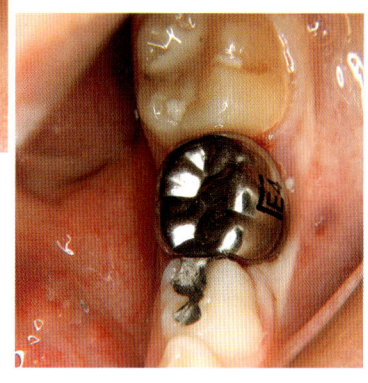

図8-2　下顎左側第一乳臼歯に対する既成金属冠修復法　①術前②支台形成③術後

第9章 歯並びを良くするために

1. 成人矯正との違いは？

　小児期に行う矯正治療の意味とは何でしょう？「そんなの大人になってからやっても同じじゃないの？」と思われる方も多いと思います。しかし、小児期での矯正治療を効果的に行うことにより、将来的な矯正治療の幅を広げることとなります（図9-1）。

　小児期での矯正治療の目的は単純に治療が早期に完了するということではなく、「成長」や「歯の生えかわり」を利用することで将来的な「抜歯治療」[*1]や「外科的矯正治療」[*2]を回避する可能性を上げることにあります。大人の矯正治療では顎を積極的に広げたり、整形力により顎の大きさを変化させることはできません。

　小児期の矯正治療の意義は、将来的な本格矯正治療を容易に行うための準備と考えましょう。ただし、必ずしも「抜歯治療」や「外科的矯正治療」が避けられるというわけではありません。

　歯の生えかわりの時期に子どもの歯並びが気になったら小児歯科、矯正歯科専門医に相談し、今から行える方法について一緒に考えてみて下さい。

＊1　抜歯治療とは永久歯を抜いてスペースを作る治療のこと
＊2　外科的矯正治療とは手術による顎の移動をともなう矯正治療のこと

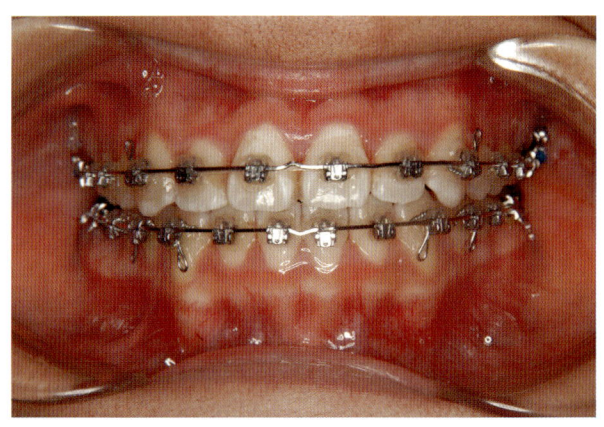

図9-1　マルチブラケット装置

マルチブラケットとは、歯にボタン（ブラケット）を接着し、そこにワイヤーを通すことによって個々の歯を三次元的に動かすことができる装置のこと

2. 小児期だからやるべき治療

筆者が考える、小児期に行う矯正治療の改善目標を列挙すると以下のようになります。
① 上下の顎（あご）の位置関係を是正する。
② それに伴うお口の周りの筋肉を機能回復させる。
③ 奥歯の咬み合わせ関係を改善する。
④ 永久歯の生えかわりのためにスペースを確保し、誘導する。
⑤ 上下の歯の正中線[*3]を一致させる。
⑥ その他、全身的な疾患と関連する歯列異常の改善など。

このように、一見すると準備としての意味合いの強い小児期の矯正治療ですが、その中でも小児期に治療を強く勧められる問題点がいくつか存在します。

*3　歯列の真ん中の線（P.26参照）

1　埋伏歯　～大人の歯が出てこない～

まれに、永久歯がいつまで経っても出てこないことがあります。先天的な歯胚（しはい）（永久歯の種）の位置異常や、乳歯の喪失による永久歯の萌出スペース不足など、原因は様々です。歯医者さんでX線を撮って偶然発見されることもありますので、歯の生えかわりが遅いと気になりましたら、歯科医師に相談してみて下さい（図9-2）。

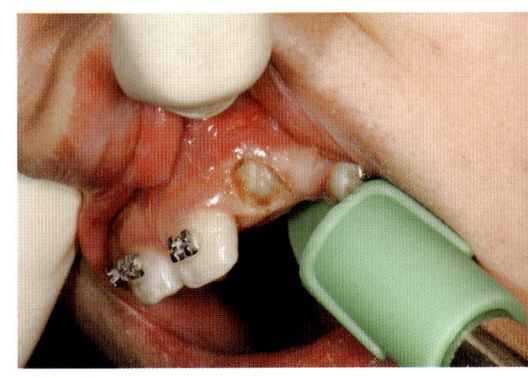
犬歯がなかなか出てこなかった症例

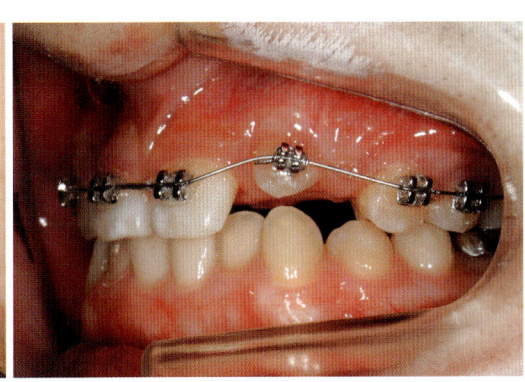
歯肉を切開し歯を露出（開窓）させた

図9-2　埋伏歯牽引前（左）後（右）写真

2 歯槽性反対咬合　〜骨格的反対咬合への転化〜

　反対咬合（受け口）の中には、口を閉じる過程の中で上下の前歯同士が1回ぶつかり、下顎が前方に押し出されるタイプのものがあります。これを歯槽性（機能性）反対咬合といいます（図9−3−①）。

　このようなタイプの反対咬合は矯正治療により上顎の前歯を前に押し出してあげることにより、簡単に改善できる場合があります。逆にこのまま治療しないと骨格が変化し、改善が困難になってしまう場合があります（図9−3−②③）。

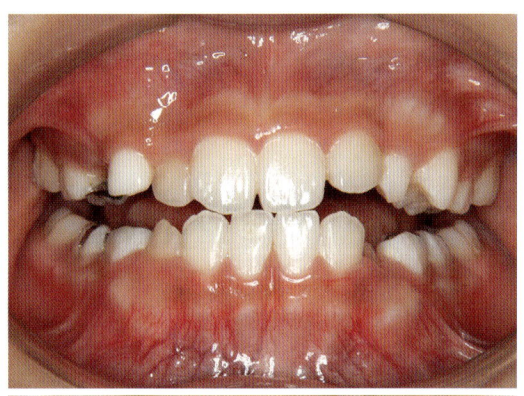

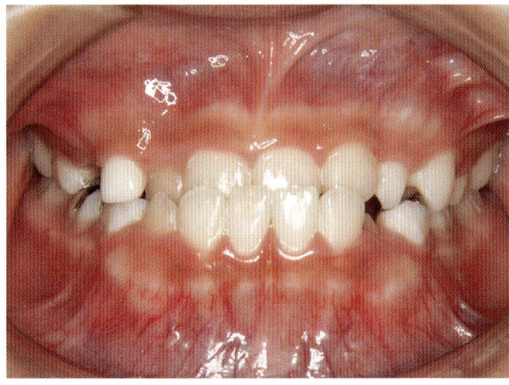

図9−3−①　反対咬合治療前
歯槽性反対咬合の症例。上下の前歯が接触してから下顎で咬みこんでしまっている

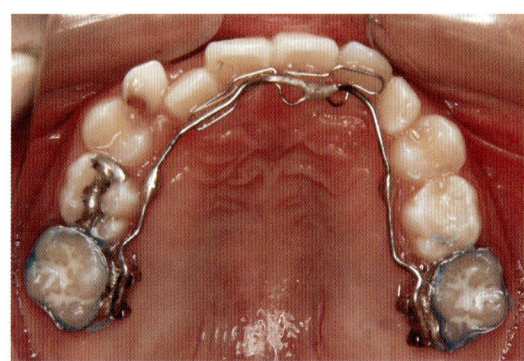

図9−3−②　治療用リンガルアーチ
前歯の裏についている針金（スプリング）を利用し、前歯を前方に移動させた

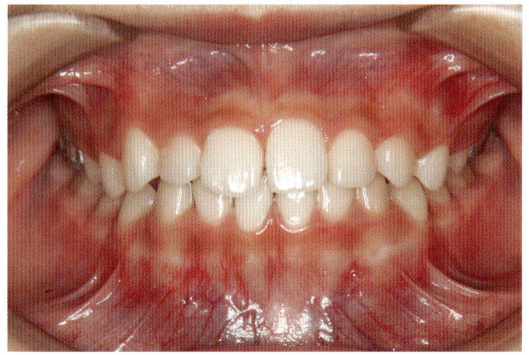

図9−3−③　反対咬合治療後
上の前歯が前方に移動し正常な咬み合わせにすることができた

3 顔面非対称へのアプローチ

　下顎が横に曲がっているなどの顔面非対称に対し、非外科的に治療できるのも小児期の矯正治療の大きな特徴です。大人でも矯正治療のみで咬み合わせを改善はできますが顔面の非対象は残り、根本的な解決のためには手術が必要となります（図9-4）。

　子どもの顔が横に曲がっている、歯が左右片側だけ咬み合わないといった問題がある場合は、すぐに歯科医師に相談してみましょう。

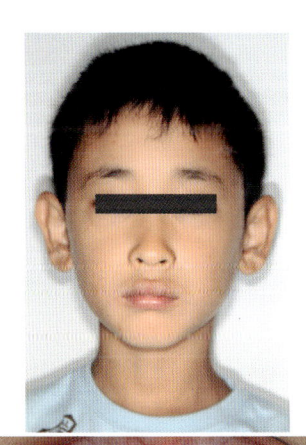

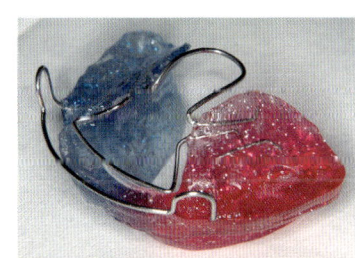

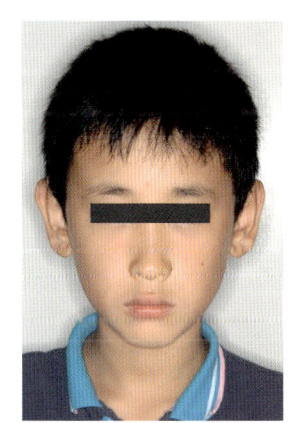

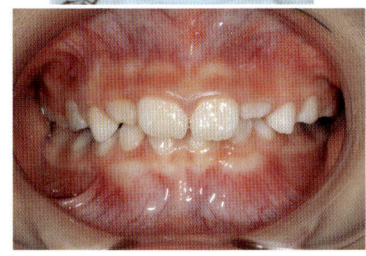

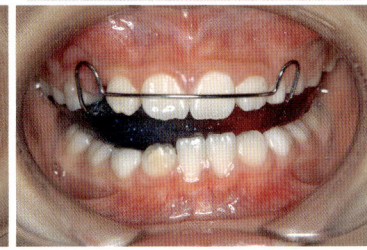

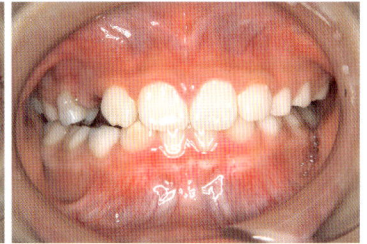

図9-4　バイオネーター前後

下顎が右に曲がっている。左の奥歯が咬み合わないことが主訴の症例（左：上・下）。バイオネーターと呼ばれる下顎の位置を補正するとりはずし式の装置を夜間装着してもらった（中：上・下）。一年後、下顎の正中は顔面正中に一致し、左の奥歯も咬み合うようになった（右：上・下）

3. 小児の矯正装置

これまで、主に成長をコントロールする矯正治療について説明してきましたが、ここでは歯の生えかわりをコントロールする治療（咬合誘導）について説明していきたいと思います。

1 咬合誘導とは？

小児歯科の先生方の多くが提唱している咬合誘導とは、「将来のために歯の生えかわりをスムーズに行わせるため、永久歯のスペースを確保しておく治療（予防）行為」と言えるでしょう。つまり、咬合誘導とは「静」の矯正治療です。

2 咬合誘導で用いられる装置は？

咬合誘導装置にはプレート型の取り外しが可能なもの、リンガルアーチやクラウンループといった取り外しができないものなどがあり、形態は様々です（図9-5）。咬合誘導で用いられる装置は生えかわりをスムーズに行うための装置で、基本的にその装置自体が歯並びを良くするものではありません。歯並びの細かい是正や顎間関係の改善にはその他の矯正装置が必要となります。

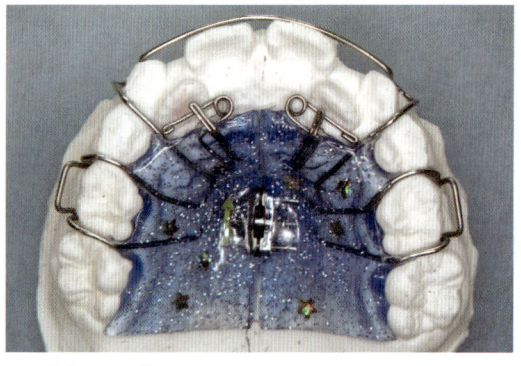

図9-5-①　プレートを模型上で設計、製作

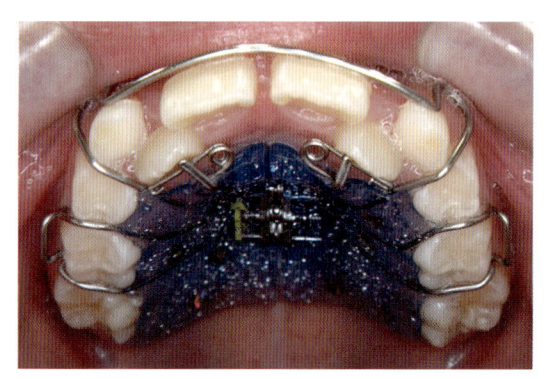

図9-5-②　プレートを口の中に装着

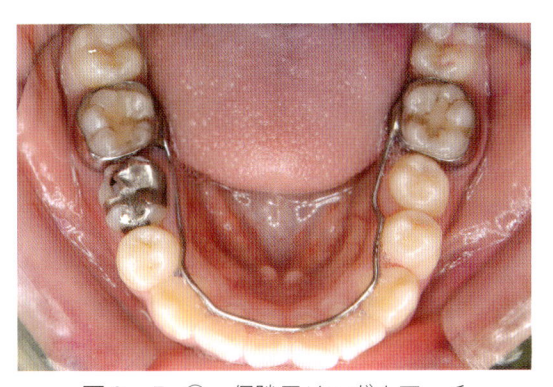

図9-5-③　保隙用リンガルアーチ
乳歯と永久歯が混在する時期に装着することによって、永久歯の生えるスペースをキープし永久歯への交換をスムーズに行わせる

3 最後に…

ⓐ 矯正治療の料金は？
　基本的に咬合誘導ならびに矯正治療は特別な場合を除き、自由診療となります。各医院、診療所により料金は異なりますので、相談してみて下さい。

ⓑ 矯正治療の時期・期間は？
　咬合誘導、矯正治療は長い期間をかけて行っていきます。小児期の矯正治療であれば成長、歯の生えかわりをコントロールしながら進めていかなくてはなりませんし、大人の矯正治療であればゆっくり歯を動かしていき、永くそこに留めていく必要があります。「早く終わる」や「絶対に抜歯をしない」などの言葉は矯正治療には存在しないと筆者は思います。また、人それぞれ、使う装置は異なりますし、時期・期間も異なってきます。まずは歯並びに気になり始めたら歯科医師に相談をし、時期・期間について話し合ってみましょう。

第10章 小児の口の中の怪我への対応

　お口の中の怪我は一人立ちを始めた1〜2歳の頃や、野外での遊びが増える7〜8歳の頃に、増えてきます。また、スポーツを始めることにより、怪我を起こす機会も増えてきます。

　顔に怪我をした時はあわてず声を掛け、吐き気やめまいがないこと、さらには頭などに大きな怪我がないことを確認した上で、口の中に出血があるかを確認して下さい。ここで重要なことは、特に前歯がどうなっているかという点です。

　子ども達の怪我のほとんどは、口唇・舌の裂傷や前歯の破折（折れている状態）や脱臼（抜けかかっているか抜け落ちている状態）です。

　特に永久歯が怪我で脱臼し抜け落ちていても、歯科医院に持っていけば、条件にもよりますが高い確率で再植が可能であり生着します。

　また、「乳歯はいずれ抜けるから」「症状が軽そう」だからといって、受傷した歯を放置することは好ましいことではありません。その後しばらくしてから症状が出ることがあり、そのまま放置しておくと、治療しても予後が悪い場合があります。特に乳歯の外傷は年齢によって永久歯に影響を与えることがあるため、必ず歯科医院を受診しましょう。

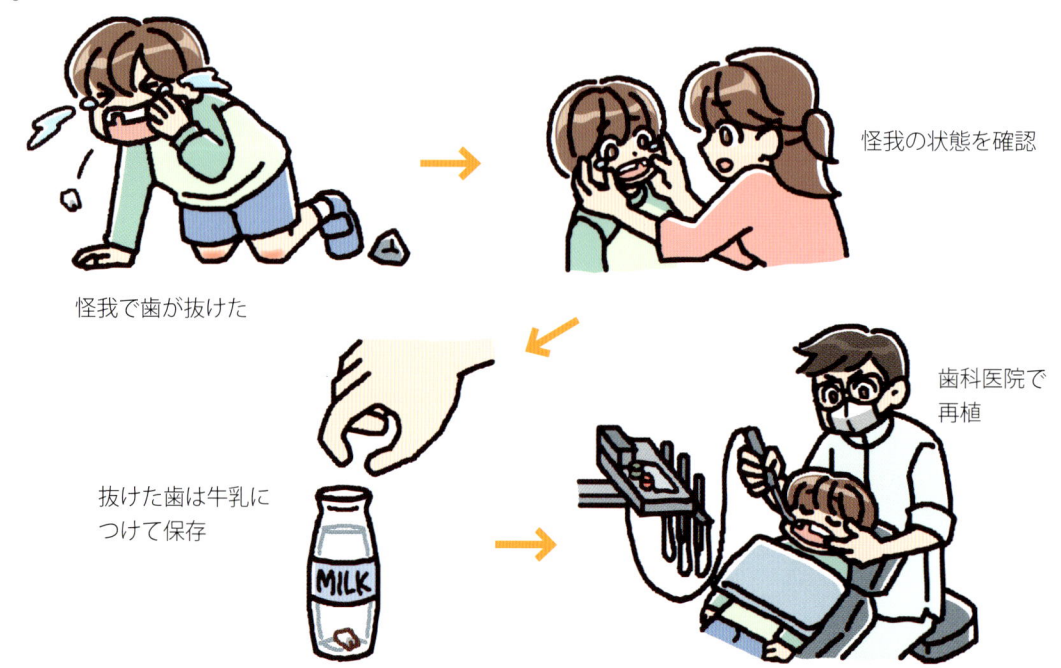

怪我で歯が抜けた → 怪我の状態を確認 → 抜けた歯は牛乳につけて保存 → 歯科医院で再植

【抜け落ちた歯の処理のポイント】
1. 洗わないこと
    どんなに汚れていてもゴシゴシと水道水などで洗わないで下さい。歯科医院で専用の洗浄を行います。
2. 乾燥を防ぐ
    乾燥を防ぐ手段として最も身近な方法としては、牛乳の中に浸しておくことをお勧めします。
3. なるべく早く
    脱臼歯の再植の生着は時間が大きな要素です。早ければ早いほど予後が良いとされています。

現在、学校では歯牙保存液（脱臼歯の乾燥防止と保存）が常備されていますし、また、スポーツ時の怪我への予防としては、マウスガードが有効的であり、現在装着を義務付けている団体もあります（図10-1）。

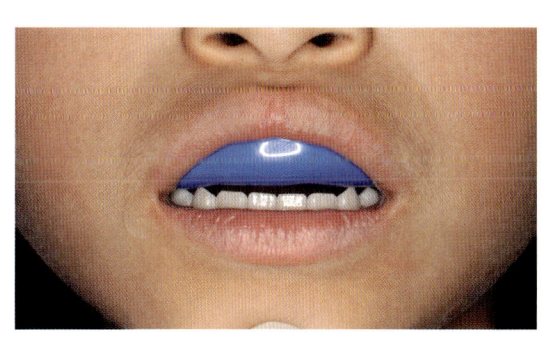

図10-1　外傷予防のためのスポーツマウスガード

第11章 定期的受診の大切さ

　定期的に小児歯科専門医（以下：専門医）を受診することには、二つの利点があります。
　まず第一の利点は、受診することで病気を予防しようとする、自分自身の士気を高めることができることです。年齢の低い子どもは自身の士気向上は難しいかもしれませんが、子どもたちを連れて行くご両親にとっては、必ず士気向上のきっかけになります。
　さらなる利点は、定期的に専門医の診査を受けることにより病気の早期発見につながることです。早期に治療するか否かは別にしたとしても、小さいうちに見つかったものに対しては進行抑制という方法が取れる場合もあります。定期的な記録は、その疾患の状態の変化などを見極め、専門医によるより密なアドバイスを受けるチャンスともなります。
　専門医は常に子どもたちと接しているため、いろいろなケースを経験しています。その経験のなかから同じようなケースで改善されたケースを見つけ出し、生活者の皆様にご提案するという方法を日常繰り返しています。つまり、皆様から頂いた知識をまた皆様にお返ししているわけです。また私たち専門医は、この経験の蓄積より画一的でないその人にあったアプローチを考えるよう、日常努力をしております。
　特に原因に対するアプローチは、1回の来院で改善されなくても定期的に受診しているうちによい方向に向かっていくことが確認できる場合も多くあります。お口の病気も生活習慣病の一つですから、決して一回だけのアプローチですべてを改善できると専門医は考えておりません。また一度改善された生活習慣であっても、時間がたつと元に戻るかもしれません。そのような意味では、原因の改善に向けて受診される方に何らかの適切なアドバイスができる専門医を見つけ、定期的に生活者の皆さんが賢く専門医を使いこなせるような人になることも大切かもしれません。

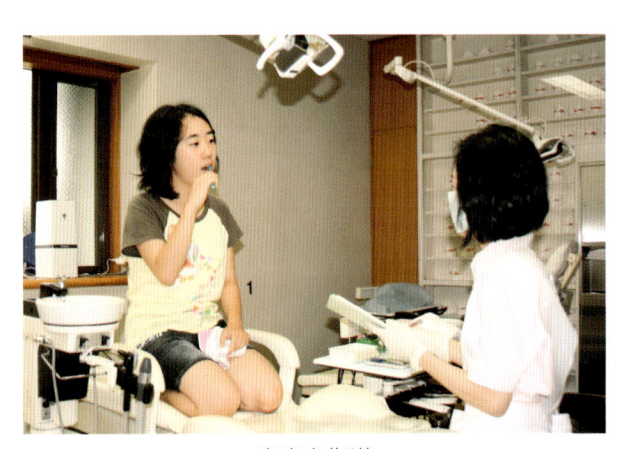

歯磨き指導

第12章 障がい児への対応

　何らかの障がいをお持ちのお子さんを持つ保護者の方にとって、歯科治療はお子さんは当然ながら保護者の方にも不安と通院の負担が大きいものと思います。また、治療に関しても全身的な管理や心理学的な部分にも慎重な対応が求められます。

　そのような意味では、個人診療室（一次医療機関）よりも専門的な対応が可能な二～三次医療機関での診療をお勧めします。ただし、それは決して障がいを持っているから一般の歯科医院では治療が不可能ということではありません。治療の内容によっては、近くの歯科医院でも十分に対応が可能です。

　現在、歯科医師会や障害者歯科学会では地域のネットワーク作りが行われ、障がいの程度や、治療の難易度によって一～三次医療機関連携が行われています。

　治療方法としては、通常の意識下治療から全身麻酔下による治療まであります。最近では、食べ物を口から食べることや飲み込むことが困難な人のために、食事の時の姿勢や食べ方や飲み方についての指導も行われております。

　また、二次・三次医療の場で特殊な診療が行われても、以後の定期検診や一般的な処置は近隣の歯科医院で可能です。

　障がい児だからといって特別な患者ではなく、障がいの程度やお口の状態に応じた支援ができる環境で診療を受けることが大切だということです。そのためにも早期の段階から食事指導や予防指導を受け、むし歯予防をすることが重要です。

　いずれにしても患者さんやご家族にとって利便性があり、安全で不利益にならないように行われているのが、現在の障がい児歯科医療です。

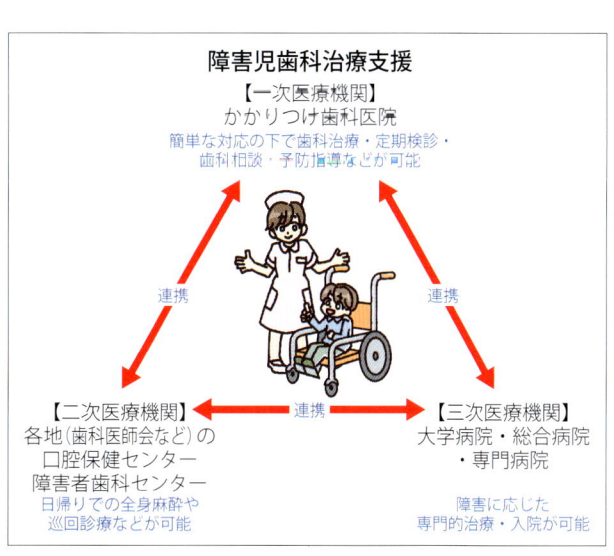

障害者歯科医療

日本障害者歯科学会ホームページ【http://www.kokuhoken.or.jp/jsdh-hp/html/】

第13章

Q & A

1 歯の本数が足りない！？

　日本小児歯科学会の全国調査によれば、先天性の欠如、すなわち生まれながらに歯の数が少ない子どもは、約10パーセントとかなり高率でみられるという報告があります。

　欠如の頻度の高い歯は上下共、真ん中から２番目の側切歯と下の第二小臼歯、すなわち６歳臼歯の手前の歯です。片側欠如、両側欠如は、ともに歯並びと咬み合わせにゆがみを生じさせ、歯列不正にもつながります。また顔のバランスの不自然さも引き起こします。遺伝的・先天的要因です。原因はありません。

2 なぜ乳歯が抜けていないのに永久歯が！？

　乳歯は永久歯との交換期が近づくと生理的に根の吸収がおこり、頭だけになって脱落します。しかし、この根の吸収が十分に行われず、その側に永久歯が生えてきてしまう場合があります。先行する同名の乳歯が永久歯の生えかわりを障害しているようであれば、乳歯を抜去するのがふつうです。小児歯科専門医に相談してみましょう。

3 舌が短いっていわれたけれど大丈夫！？

　子どもに思いっきり舌を突き出させた時、舌の先端がくびれてハート型の舌になりませんか？　これは舌の下にある粘膜の帯の付着位置に異常があるからかもしれません。舌の動きを妨げているようであれば、簡単な外科処置で舌は伸展させることができます。言葉を覚える時期であれば、早い時期に処置されることをお勧めします。

4 生えかわり方の順序は決まっているの？

　乳歯から永久歯への生えかわりは、永久歯が生えてくる順序で説明（P.26参照）したように、必ずしも前から順に生え変わるものではありません。特に上顎（うわあご）の前から3番目の犬歯については、その奥の第一小臼歯が先に生えかわるというように、順番が逆になることもよく見られます。

　生えかわりは順序・時期に個人差が見られます。生えかわりの順序により歯並びについて心配される方もおられると思いますが、そのような場合には小児歯科専門医にご相談されることをお勧めいたします。

5 おしゃぶりは必要？

　数年前の一時期のことですが、おしゃぶりを使わないと将来鼻から上手に息ができなくなるといわれ、おしゃぶりが大変流行った時期がありました。しかしよく考えてみて下さい。現在の大人である日本人は、乳児の頃におしゃぶりを使用する習慣がなく、それでも皆、鼻から息をしています。実際に口が閉じない日本の大人は、おしゃぶりを使用しなかったからではなく、鼻などの他の病気が原因である場合が多いと考えられます。

　おしゃぶりの使用は、長時間子どもが静かになるなど、育児担当者の安らぎという点では利点があるかもしれません。しかし長期間にわたるおしゃぶりの使用は歯並びの問題を起こしたり、お話をする時に舌が出るなど、お口の機能に異常をもたらす原因となることがあります。

　なおアメリカの論文に、おしゃぶりは乳幼児突然死を予防するというものがあります。このことにつきましては人種による顔面の形の違い、また乳児期の授乳方法、寝かせ方の違いもあり、一概に日本人に当てはめて同様に考えてよいかどうかはまだ明確ではありません。

　さらにおしゃぶりと指しゃぶりは考え方が同一ではないことを付け加えます。

6 矯正（咬合誘導）の期間と、費用は！？

　近頃ではインターネットを開けば、矯正歯科、小児歯科のHP上で概略は記載されているはずです。処置の段階ごとに費用を設定している場合、あるいは矯正処置すべてを一括で請求されるなど、様々です。近頃では二期に処置をわけ、一期は乳歯列期あるいは混合歯列の前期に局所的な対応として、二期は身体の成長発育がほぼ完了した時期に本格的な矯正に移行する手法が一般的になりつつあります。いずれにしても口蓋裂、顎変形症など限られた症例以外は保険適用ではありませんので、すべてが自費扱いになります。診て頂いている先生に直接お聞きになるのが一番です。

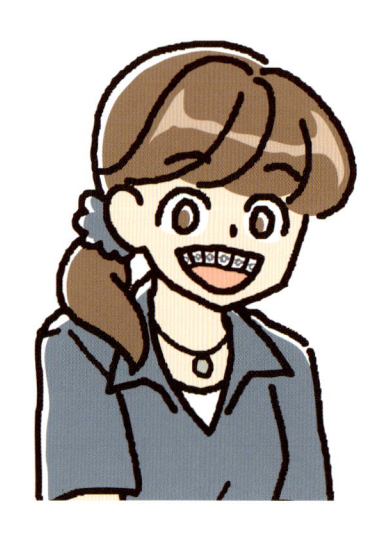

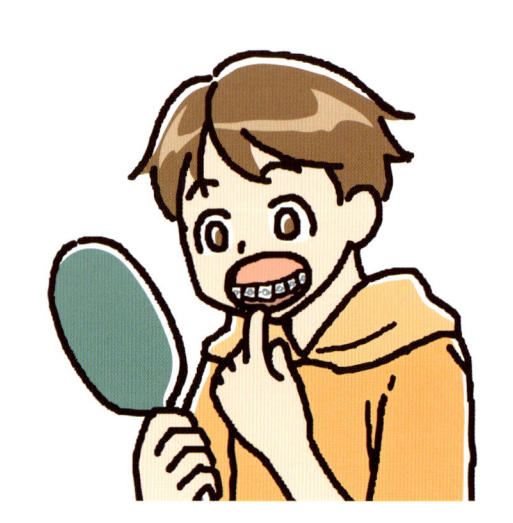

第14章 小児歯科専門医に関して

一般社団法人日本小児歯科学会　http://www.jspd.or.jp/index.html

　一般社団法人日本小児歯科学会は、小児歯科医療の発展と向上をはかり、小児口腔保健の充実と増進に寄与するため、本学会員の学問的・技術的向上はもとより、それらに関係するすべての領域と協力して、よりよい環境の社会を作ることを目指しています。

　また、小児歯科学の進歩ならびに知識の普及に貢献し、もって医療に関する学術文化ならびに国民の福祉と医療の発展に寄与することも目的としています。

　さらに、小児歯科医療に関する専門的知識と技術、そして公共的使命と社会的責任を有する歯科医師を小児歯科専門医と位置づけ、国民の皆様に対して、安心で安全な歯科医療の提供と地域における小児歯科医療の核となる人材の育成に取り組んで参ります。

全国小児歯科開業医会　http://www.jspp.net/index.html

　小児歯科を専門または中心に開業している歯科医の組織です。全国で350名を越える会員が子ども達の歯科診療に熱心に携わっています。

　会員の大多数が小児歯科を専門にトレーニングを受けた歯科医で、全員が日本小児歯科学会の会員です。

小児歯科専門医制度について

　「小児歯科専門医」は日本小児歯科学会が、小児歯科に関する十分な知識や技量があると認定したものに与える資格であり、医療広告が認められています。小児歯科専門医の資格取得には下記3点が義務付けられています。

　専門医の資格を取得してからも、その後5年間に学会や研修会への参加、さらには研究発表や地域の保健活動を通した社会への貢献なども求められ、基準を満たしたものが更新を認められます。

　お子様のお口のことで、心配や不安なことなどありましたら、遠慮なくお近くの「小児歯科専門医」にご相談下さい。

　皆様方のお住まいの地域の小児歯科専門医はHP 専門医名簿
http://www.jspd.or.jp/contents/main/doctors_list/index.html
からお探し下さい。右のシールが目印です。

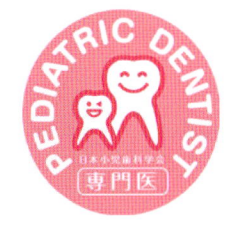

あとがき

　1990年代頃よりインフォームドコンセントが提唱されてきました。これは医療者の情報提供と患者側の承認を得ることによって、よりよい医療関係と環境をつくろうとするものです。医療は公共性の高いものであるからこそ、情報の公開性が重要となりますが、立場の違いによって病気や治療に対する認識の差があった場合、情報の偏りや誤解が生じてしまいます。

　一方的な医療は歯科医師の満足感を得ることができても、患者の信頼感を得ることは困難です。特に小児の場合は本人以上に保護者への説明と理解が重要となります。

　本書はそういう認識の差を縮め、小児歯科医療をご理解いただくために作成いたしました。お子さんが治療をうける際に歯科医師から治療説明がされると思いますが、十分に理解できなかったり、本書に書いてある点で気になる点がありましたら、もう一度説明を聞いて下さい。歯科医師との信頼関係を築いていただくことが本書の意義です。

　さて、現在少子化傾向にあると言われておりますが、少子化だからこそ、子ども達に対する医療の質の向上が必要です。次世代を担う子ども達の健康において、われわれ歯科医師がそういう時期に関わることができるのは、大変やりがいがのある仕事だと感じています。

　むし歯に対する予防や治療は当然ながら、子ども達のお口に関する問題を通して、その子の個性や社会環境を考慮しながら成長の段階に応じた支援を行えればと、われわれ歯科医師は考えています。

　本書はそういう意図を前提にして、保護者の方や、子ども達に関わる職種の皆様にご理解いただくために、歯科医側の情報を中心に作成いたしました。

　目に見える疾病を治療すること以上に、子ども達が健康に成長するための環境を整備し、理解していただけることの一助になればと思っております。

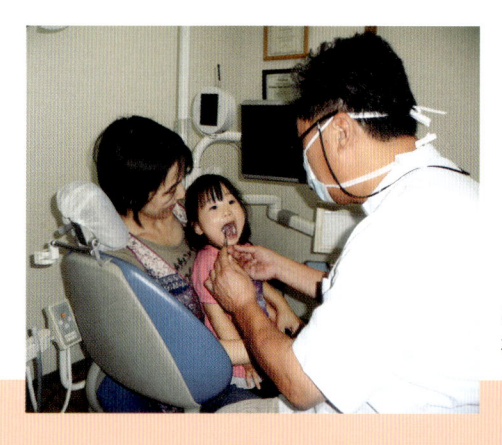

お母さんと一緒に
初めての歯医者さん

執筆者一覧

田中晃伸（タナカ歯科医院）
日本大学松戸歯学部卒業
茨城県鹿嶋市　開業
歯学博士
日本大学松戸歯学部　臨床教授
一般社団法人日本小児歯科学会　理事
小児歯科専門医・指導医

早川　龍（早川歯科医院）
日本歯科大学歯学部卒業
東京都板橋区赤塚　開業
一般社団法人日本小児歯科学会　理事
東京都板橋区学校歯科医会　会長
東京都立小児総合医療センター非常勤医員
小児歯科専門医・指導医

吉田昊哲（南山手小児歯科）
東京歯科大学大学院修了（歯学博士）
神奈川県横浜市　開業
東京歯科大学小児歯科学　非常勤講師
一般社団法人日本小児歯科学会　監事
学校法人東京歯科大学　評議員
小児歯科専門医・指導医

吉田章太（ドクタービーバー小児歯科・矯正歯科）
東京歯科大学卒業
東北大学歯学部大学院修了（歯学博士）
神奈川県鎌倉市開業
東京歯科大学歯科矯正学　非常勤講師
矯正歯科認定医

歯医者に聞きたい 小児歯科の大切さ

2012年8月30日　第1版・第1刷発行

著　　田中晃伸・吉田昊哲・早川　龍・吉田章太
発行　一般財団法人　口腔保健協会
　　　〒170-0003　東京都豊島区駒込1-43-9
　　　振替 00130-6-9297　Tel. 03-3947-8301㈹
　　　Fax. 03-3947-8073
　　　http://www.kokuhoken.or.jp

乱丁，落丁の際はお取り替えいたします．
ⒸAkinobu Tanaka,et al, 2012. Printed in Japan ［検印廃止］
印刷・製本／歩プロセス

ISBN978-4-89605-286-2 C3047

本書の内容を無断で複写・複製・転写すると，著作権・出版権の侵害となる事がありますのでご注意ください．

JCOPY 〈（社）出版者著作権管理機構　委託出版物〉
本書の無断複写は著作権法上での例外を除き禁じられています．複写される場合は，そのつど事前に，（社）出版者著作権管理機構（電話03-3513-6969, FAX 03-3513-6979, e-mail：info@jcopy.or.jp）の許諾を得てください．